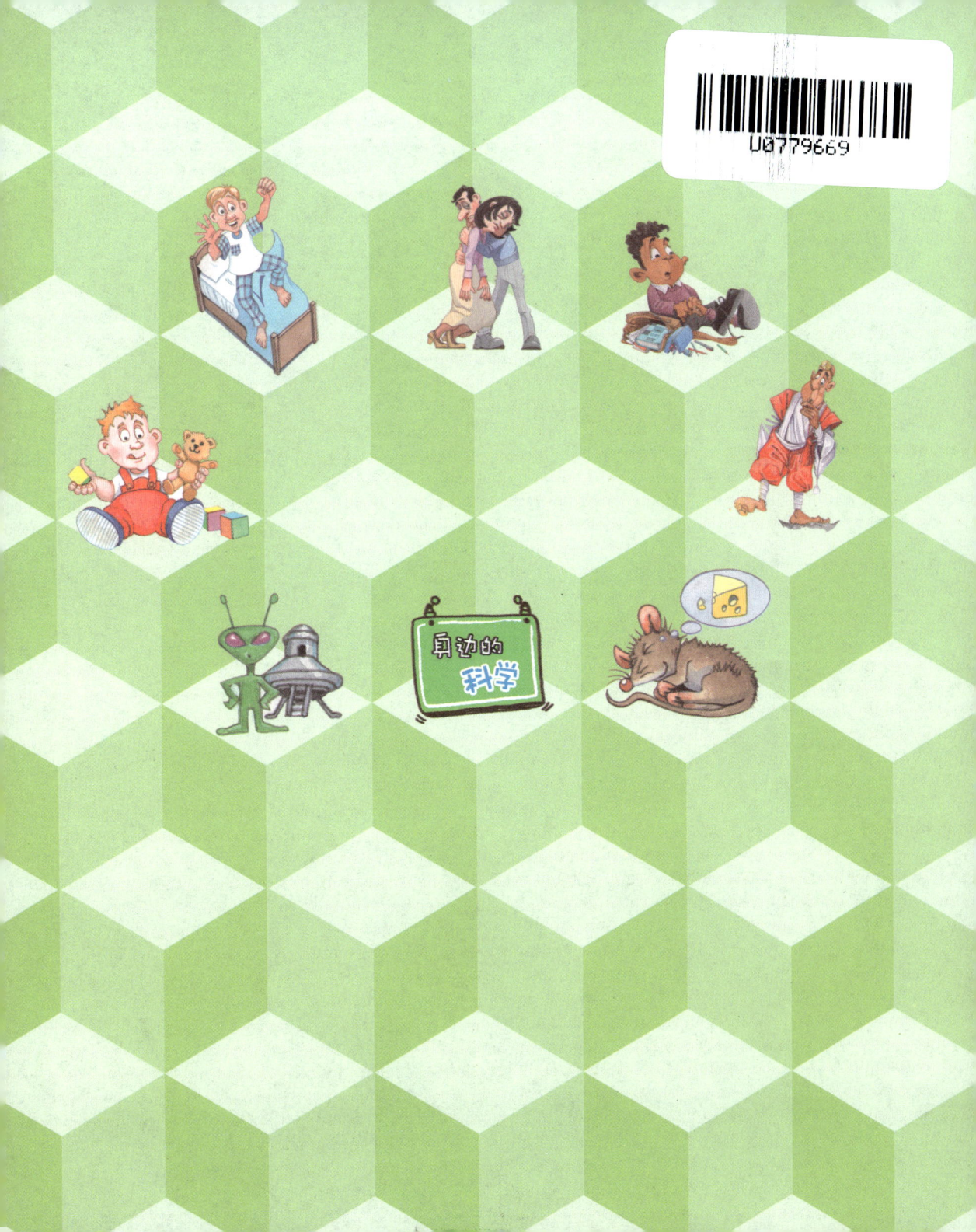

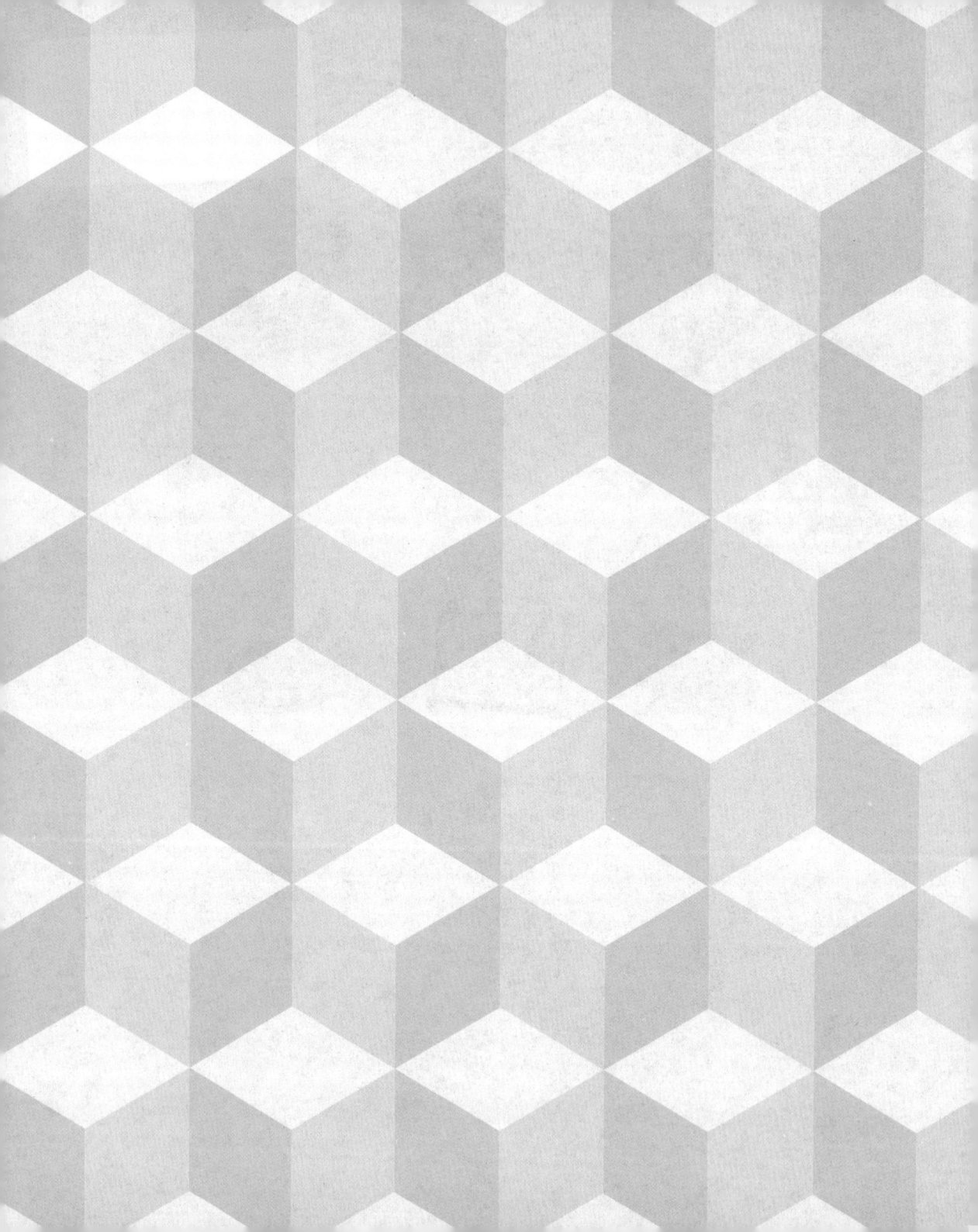

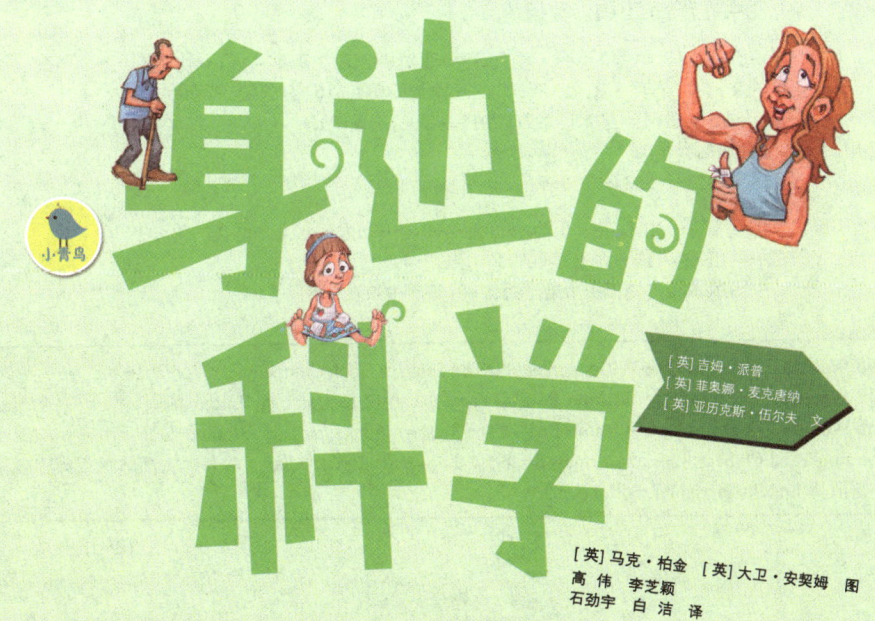

身边的科学

[英]吉姆·派普
[英]菲奥娜·麦克唐纳
[英]亚历克斯·伍尔夫 文

[英]马克·柏金 [英]大卫·安契姆 图

高 伟 李芝颖
石劲宇 白 洁 译

疯狂的人体

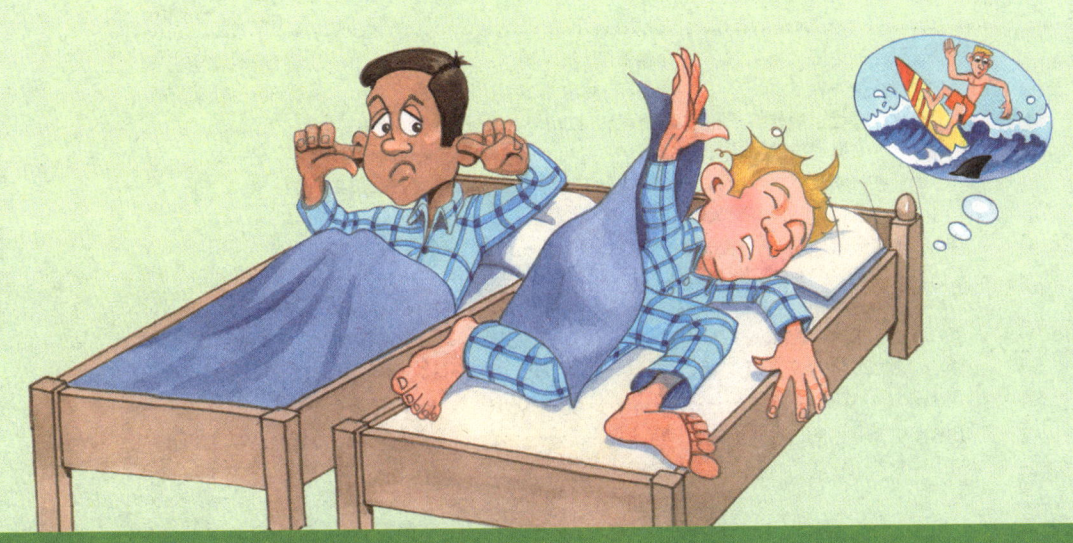

时代出版传媒股份有限公司
安徽科学技术出版社

[皖]版贸登记号:12181802

图书在版编目(CIP)数据

疯狂的人体 /(英)吉姆·派普,(英)菲奥娜·麦克唐纳,(英)亚历克斯·伍尔夫文;(英)马克·柏金,(英)大卫·安契姆图;高伟,李芝颖,石劲宇,白洁译.—合肥:安徽科学技术出版社,2018.9(2021.5重印)
(身边的科学)1
ISBN 978-7-5337-7550-6

I.①疯… Ⅱ.①吉…②菲…③亚…④马…⑤大…⑥高…⑦李…⑧石…⑨白… Ⅲ.①人体—少儿读物 Ⅳ.①R32-49

中国版本图书馆 CIP 数据核字(2018)第 039922 号

You Wouldn't Want to Live Without Sleep!© The Salariya Book Company Limited 2016
You Wouldn't Want to Live Without Pain!© The Salariya Book Company Limited 2016
You Wouldn't Want to Live Without Poo!© The Salariya Book Company Limited 2016
The simplified Chinese translation rights arranged through Rightol Media （本书中文简体版权经由锐拓传媒取得 Email:copyright@rightol.com）

FENGKUANG DE RENTI
疯狂的人体

[英]吉姆·派普   [英]马克·柏金   高 伟 李芝颖
[英]菲奥娜·麦克唐纳   [英]大卫·安契姆 图   石劲宇 白 洁 译
[英]亚历克斯·伍尔夫 文

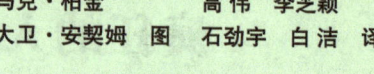

| 出 版 人:丁凌云 | 选题策划:张 雯 | 责任编辑:陈芳芳 |
| 责任校对:张 枫 | 责任印制:廖小青 | 封面设计:小青鸟 |

出版发行: 时代出版传媒股份有限公司　　http://www.press-mart.com
　　　　　安徽科学技术出版社　　　　　　http://www.ahstp.net
(合肥市政务文化新区翡翠路 1118 号出版传媒广场,邮编:230071)
电话:(0551)63533323
印　制:安徽芜湖新华印务有限责任公司　　电话:(0553)2307578
(如发现印装质量问题,影响阅读,请与印刷厂商联系调换)

开　本:889×1194 1/24   印张:6   字数:180 千
版　次:2018 年 9 月第 1 版   2021 年 5 月第 3 次印刷

ISBN 978-7-5337-7550-6   定价:28.80 元

版权所有,侵权必究

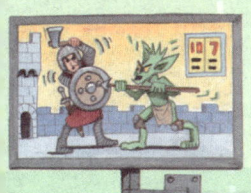
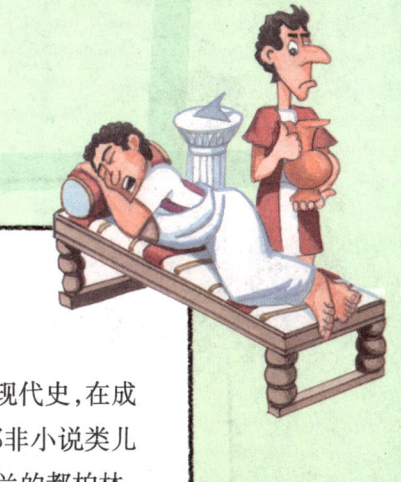

作者简介

文字作者:

吉姆·派普,曾在英国牛津大学学习古代史和现代史,在成为全职作家之前曾从事出版业10年。他已创作出数部非小说类儿童读物,其作品多为历史主题。他与妻儿现居住在爱尔兰的都柏林。

菲奥娜·麦克唐纳,曾在英格兰的剑桥大学和东英吉利大学学习历史。她在中学和大学都教授过成人教育课程,撰写过许多部历史题材的儿童读物。

亚历克斯·伍尔夫,曾在英格兰埃塞克斯大学学习历史。他创作了60多部童书,不少是历史题材,其中包括《震惊世界的日子:萨拉热窝谋杀事件》《图片中的历史:一战影像》等。

插图画家:

马克·柏金,1961年出生于英国的黑斯廷斯市,曾就读于伊斯特本艺术学院。他自1983年以后专门从事历史重构以及航空航海方面的研究。他与妻子和三个孩子住在英国的贝克斯希尔。

大卫·安契姆,1958年出生于英格兰南部城市布莱顿。他曾就读于伊斯特本艺术学院,在广告界从业了15年,后成为全职艺术工作者。他为大量非小说类童书绘制过插图。

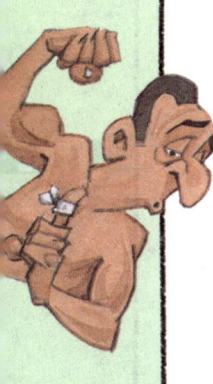

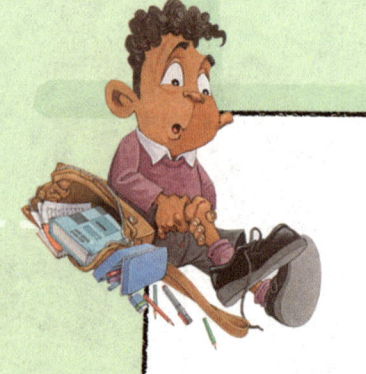

编者寄语

亲爱的孩子们，你有没有注意到我们的身边有很多微小的平凡事物？它们就在那里，普通得你几乎忽略了它们的存在。

黑夜里照亮我们房间的光来自哪里？电。

让我们感知健康的标志之一是什么？疼痛。

我们日复一日地生活，用什么来衡量时间？日历和钟表。

可以让大家保持清洁的发明是什么？肥皂。

脚下踏着的、我们赖以生存的根本是什么？土壤。

……

这样的问题，我们随口都可以问上一整天。可是，你想过没有，如果世界上缺少了它们，我们的生活会变成什么样呢？

《身边的科学》这套书就能很好地解决以上这些问题。本书一共分为三个主题：

"奇妙的睡眠"用有趣的插图和平实的叙述方式讲解睡眠是什么,奇妙的睡眠世界,睡眠对人类身体的影响,人们需要多少睡眠,以及人们的睡眠时间缩短的问题等,以生动的事例帮助小读者认识睡眠对人类的重要性。

　　"哎哟!疼"将告诉你,我们身体为何能感知疼痛,疼痛对我们的生活有什么意义,以及在现代止痛药还没有问世的年代生活有多么艰苦。一个无痛的世界听起来很美好,但如果疼痛真的不存在,我们的生活将会危机四伏。

　　"大有作为的便便"带着我们了解和便便有关的知识。便便中含有细菌,这些微生物中的某一些会影响我们的健康。如果便后不认真洗手的话,任何地方的人都有感染或传播疾病的风险等。

　　这些平凡的小事物在默默无闻中发挥着各自的作用,让整个世界正常运行,让我们的生活越来越美好。我想,没有人愿意失去它们中的任何一个!让我们时刻怀着一颗感恩的心,关注微小的事物,体会生活的美好,发掘身边的科学中隐藏的魅力吧!

目录 CONTENTS

奇妙的睡眠

睡眠大事年表……………………3
睡觉时我们的身体会怎样？……4
导读………………………………5
不可思议的睡眠世界……………6
我们真的必须睡觉吗？…………9
如何保持清醒？…………………12
晚上有何事发生？………………15
美梦？……………………………18
夜里有鬼！………………………21
死了……还是打盹？……………24
我们需要多少睡眠时间？………27
没睡够有何后果？………………30
睡眠严重不足……………………33
未来的睡眠………………………36
睡个好觉！………………………39

术语表……………………………42
常用睡眠短语……………………44
几大睡眠神话及传说……………45
你知道吗？………………………46

哎哟！疼

疼痛大事年表……………………48
不可忽视的痛！…………………49
导读………………………………50
无处不在的痛……………………51
痛的过去…………………………54
痛的路径…………………………57
痛而不同…………………………59
痛与文化…………………………62
无脑＝无痛？……………………65
痛的作用…………………………68
爱能止痛…………………………71

痛并运动着……………………74
止痛法知多少?………………77
麻醉术…………………………80
痛亦是福………………………82
术语表…………………………84
告诉我有多痛…………………86
止痛良方………………………87
你知道吗?……………………88

大有作为的便便

便便大事年表…………………90
便便循环………………………91
导读……………………………92
什么是便便?…………………93
便便有什么危险?……………96
动物便便是什么样的?………99

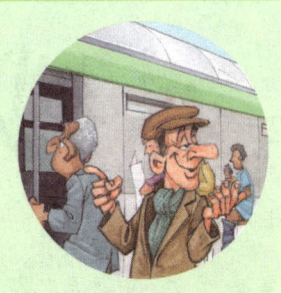

动物怎么利用自己的便便?…102
便便能当肥料吗?………………105
便便能提供动力吗?……………108
便便能让我们健康吗?…………111
便便还有什么用途?……………114
便便能做哪些东西?……………117
我们能从古代的便便中
　了解到什么?…………………120
便便会影响环境吗?……………123
便便去哪儿了?…………………126
术语表……………………………129
动物便便的奇葩用途……………131
便便大巴车………………………132
你知道吗?………………………133
致谢………………………………134

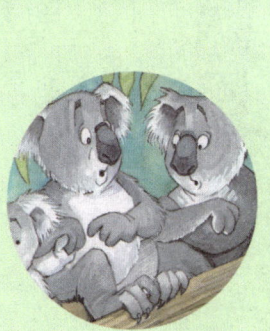

奇妙的睡眠

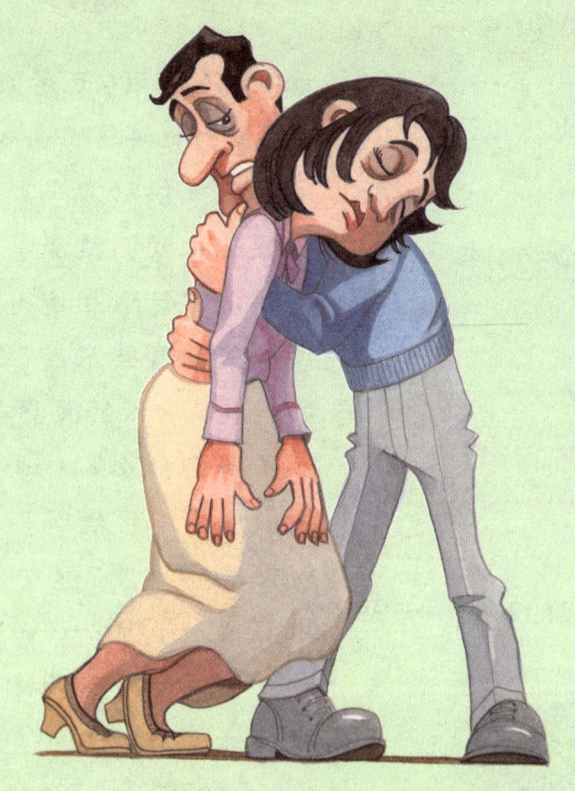

睡眠大事年表

约公元前 2700 年 古埃及贵族把床放进坟墓，以便身后也能在晚上睡个好觉。 →

约公元前 1500 年 古波斯人发明了水床，是把水灌入山羊皮袋做成的。 →

公元前 800 年 古希腊人的床就像长沙发，既能供人躺卧，又能用来吃饭！

↓

公元前 350 年 古希腊哲学家亚里士多德提出睡眠学说，将睡眠时间描述为体能恢复时间。

公元 100 年 罗马有些床打造得很高，人们需要走数步台阶才能上床。 ←

19 世纪 在工业革命期间，生产出了第一批简单的铁床。 ←

↓

1867 年 法国德理文侯爵出版了一本书，内容包括对梦的解析以及如何引导梦境。 →

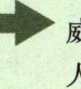

1868 年 德国精神病学家威廉·格利辛格发现，人们做梦的时候眼皮会颤动。这表明睡觉时大脑处于活跃状态。 →

1899 年 意大利科学家德·桑克蒂斯断定，动物和人一样会做梦。

↓

1929 年 德国人汉斯·伯杰发明了脑电图仪（EEG）记录脑电波，它还可以记录人们睡眠期间大脑活动的变化。 ←

1925 年 世界首个睡眠实验室在美国芝加哥大学设立。 ←

1912 年 美国医生西德尼·罗素发明了第一张电热毯。

↓

20 世纪 50 年代 科学家发现，睡眠包含不同阶段形成的周期，这种周期一晚上会重复四五次。 →

2013 年 美国国家航空航天局（NASA）开出 1.8 万美元的高薪雇人，受雇人只需要在床上躺 70 天。该实验旨在了解宇航员的身体在长途太空飞行时会出现什么情况。

睡觉时我们的身体会怎样?

呼吸方式会改变,呼吸会变缓,更有规律。

肾脏的代谢会变慢,身体产生的尿液也会变少。

体温下降,在快速眼动睡眠阶段的体温为最低。

生长激素这种化学物质会被释放到血液中。孩子在睡觉时长身体,成年人则在睡觉时修复细胞。

压力激素在睡觉时开始下降,有助于我们放松,但人醒来后压力激素又会开始上升。

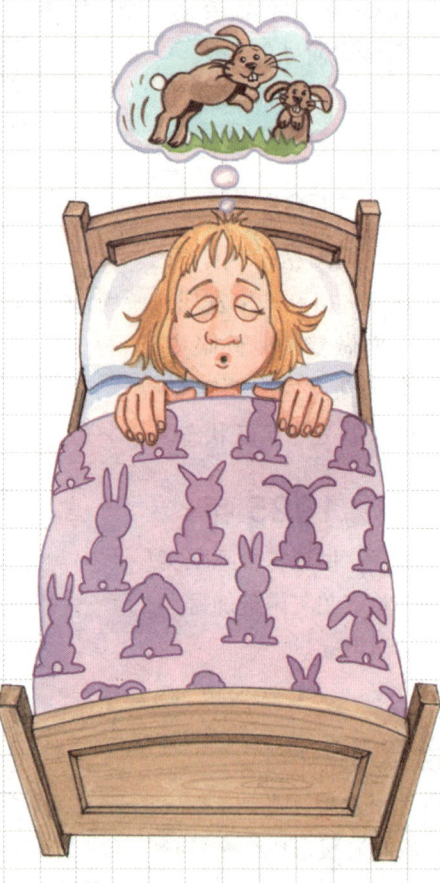

睡觉时,大脑仍然处于活跃状态。在快速眼动睡眠阶段,大脑甚至比我们清醒时还活跃!

在快速眼动睡眠阶段,我们会心跳加快、血压上升。

在睡眠周期的任何阶段,我们都有可能做梦,但处于快速眼动睡眠阶段时,做梦最频繁。

有的人在睡觉时会咬紧牙齿或磨牙,这种行为被称为磨牙症。

如果一个人的喉咙或鼻子中软组织太多,就会打呼噜。通常男人比女人更容易打呼噜,因为他们的呼吸道要窄一些。随着年龄增长,呼吸道通常会变窄,这便是老年人打呼噜常常特别严重的原因。

导　读

我们都有过睁不开眼、只想睡觉的经历。现在想象一下晚上没睡好觉的感受吧！这会直接导致我们身体疲乏、头晕脑胀，更糟糕的是，还会导致我们性情暴躁、行为乖张！

我们都知道睡眠是怎么回事：一个人靠在椅子里或者躺在床上，闭上双眼，呼吸舒缓、节奏规律。大多数人一生的三分之一时间都是在睡眠中度过的，大约等于 25 年，甚至更久！可我们并不真正明白自己需要睡眠的原因。我们有时会做奇怪的梦，例如被人追赶或是陷在流沙里，要怎样解释它们呢？科学家曾断言，适当的舒适睡眠是我们健康和快乐的基石。继续读这本书，你会了解睡眠的益处，也会知道自己在生活中为什么离不开它！

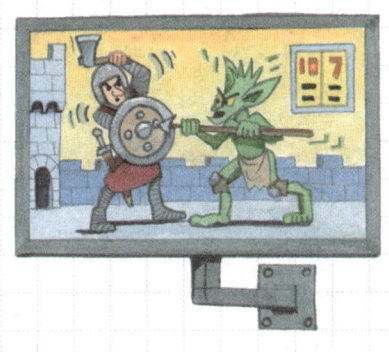

当今世界到处都是电灯、各种 24 小时服务，以及社交媒体，于是很多人都不能拥有足够的睡眠。成年人一般晚上只睡 7 小时或更短时间，可与人类最相似的黑猩猩每晚却会睡 9~10 小时。我们是不是在犯错呢？

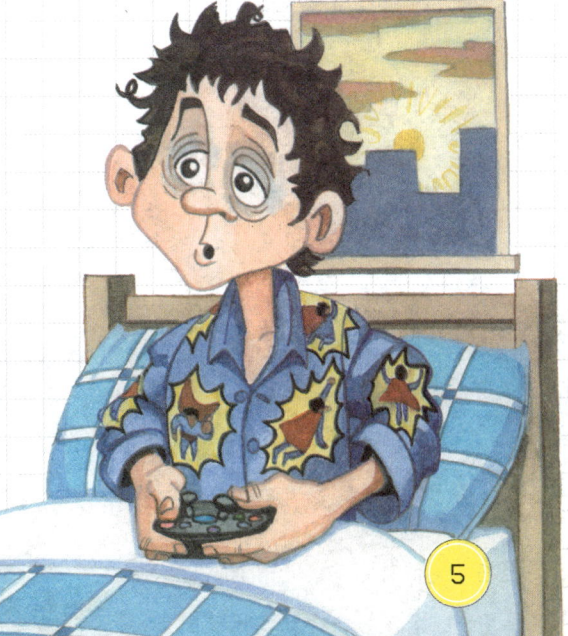

不可思议的睡眠世界

我们都熟知睡眠这件事，但睡眠本身其实相当奇特，令人难以置信。我们的身体休息时，心脏跳动减慢，可大脑中仍然充满脑电波和化学活动。我们永远无法知道入睡那一刻是什么时候；对于做过的梦，也只能记得很少一部分；一个清醒的人即使躺在我们身边，也不知道我们在想什么。睡眠对于科学家而言也是很神秘的事情：一个动物是睡着了，还是一动不动地躺着，这有时很难辨别！

很多动物倾向于一次睡比较长的时间，人类便是如此。有些动物却喜欢多睡几次，每次睡一小会儿。无论是哪种睡眠方式，入睡的动物对光和声音的感觉会变得迟钝，其他感觉也是如此。睡觉很沉的人几乎不会被吵醒，因为他们的大脑善于屏蔽噪声，而睡觉很浅的人常常会因为细微的声响就醒了。

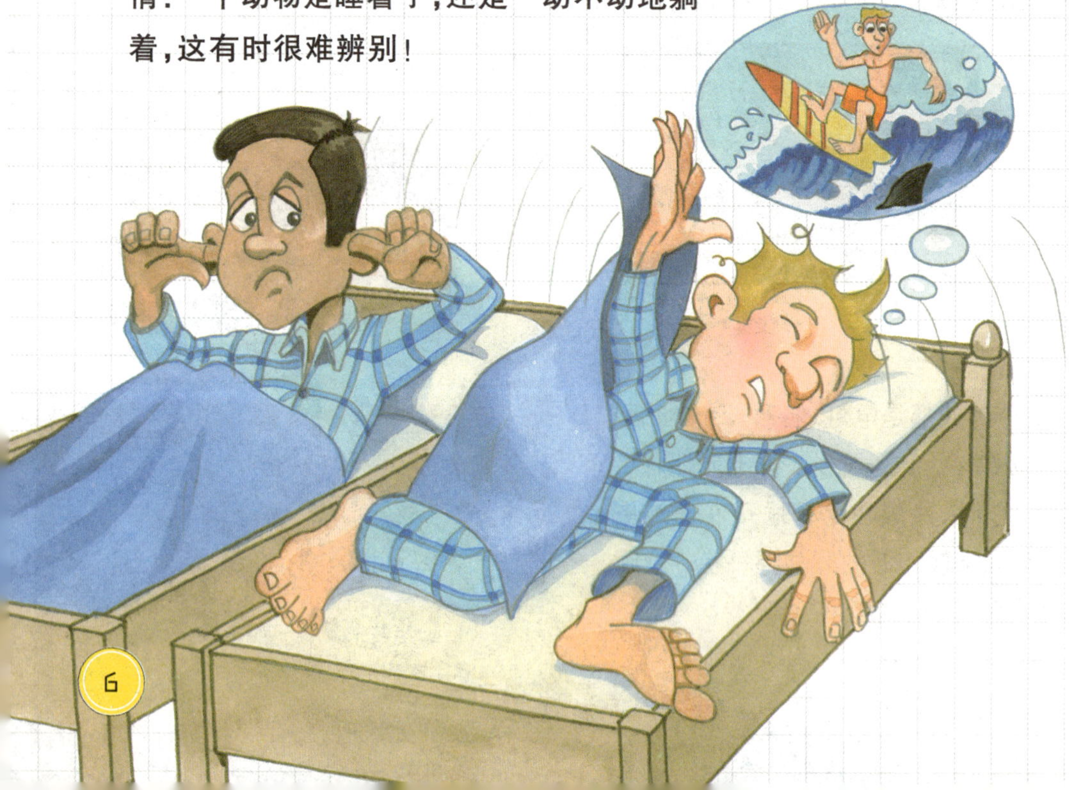

要确定一个哺乳动物是不是真的睡着了，有一个最好的方法，那就是监测其大脑中脑电波的活动方式。在沉睡状态时，数十亿独立的神经细胞会协调一致地工作，产生一波又一波极小的电压。脑电图仪可以监测到这种情形。脑电图仪是放在头上的一套电极，最初由德国科学家汉斯·伯杰在1929年发明。

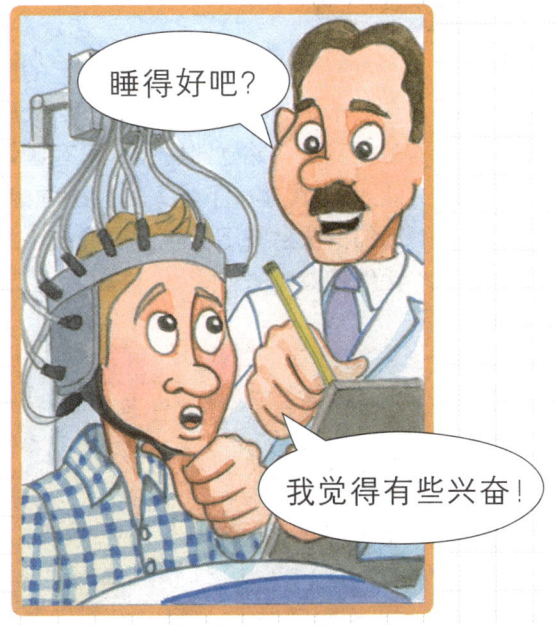

动物睡觉的方式各有不同，但所有动物在睡觉时都倾向于静止不动。树懒和蝙蝠是在树枝上倒挂着睡觉，很多鸟类则是一只脚站着睡觉！

很多动物每晚都在同样的地方睡觉。这样的地方通常很安全，例如鸟儿会栖息在高高的树枝上，鱼类则躺在海床上或藏在裂缝中，而小的哺乳动物会隐藏在洞穴中。

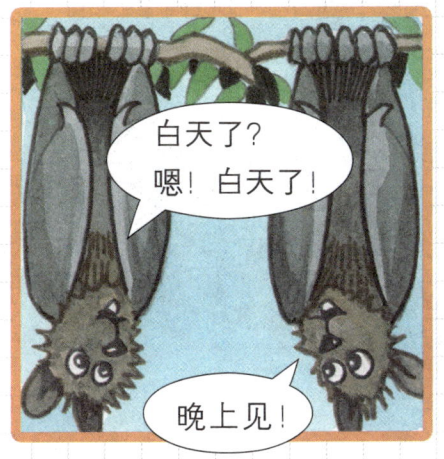

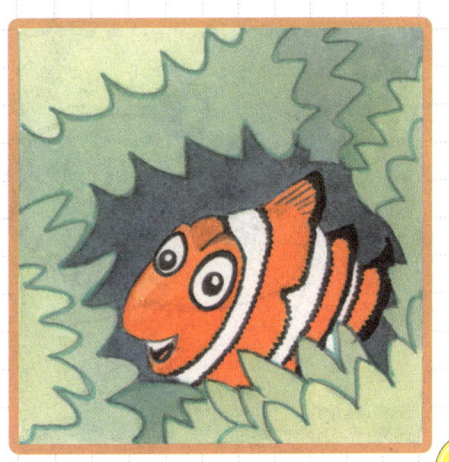

身边的科学

处于睡眠状态时,我们的肌肉会放松。为了避免人体倒下,大脑会阻止我们在站立时睡觉,只有躺倒才能入睡。观察一下坐火车打瞌睡的人,他们的头会往下垂,可很快脑电波又让他们醒过来!

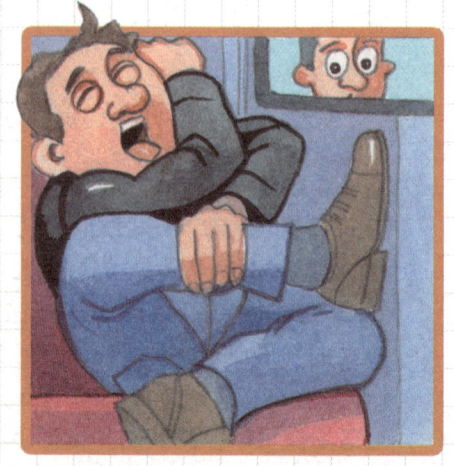

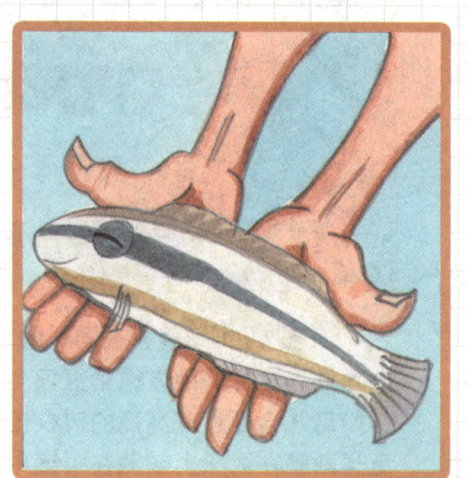

岩礁鱼类双带海猪鱼(左图)是世界上睡得最沉的动物之一。它藏在沙子里睡觉时,即使我们用手把它举到水面上,它也照样酣睡不醒。

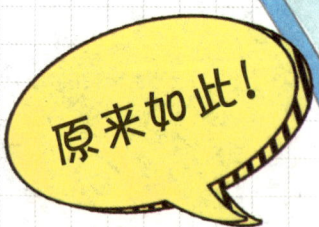
原来如此!

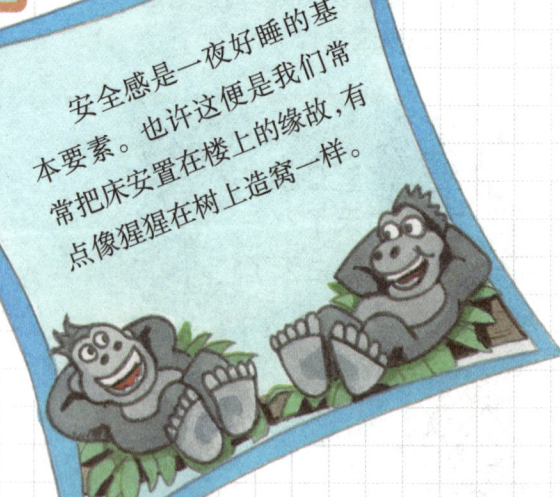
安全感是一夜好睡的基本要素。也许这便是我们常把床安置在楼上的缘故,有点像猩猩在树上造窝一样。

我们真的必须睡觉吗?

几乎所有的动物都要睡觉,但也有一些特殊情形,例如蟑螂和迁徙候鸟,它们越长时间不睡觉,需要的睡眠则越多。然而,动物究竟为什么需要睡觉呢?在难以发现食物或附近有捕食者徘徊时,睡觉可以节省精力。数百万年来,动物经过进化,头脑和身体已经可以从睡眠中获得其他益处,例如,促进身体生长的化学物质大部分是在睡眠时释放的。这也是睡眠对幼儿和青少年极其重要的原因。

我们需要睡眠的原因很难用简单几句话说明白。有一种说法是,你在睡觉时可以好好休息,这使你体内的细胞有机会得到修复。可实际上,在睡眠的某个阶段,人类的大脑比醒着时还要活跃!

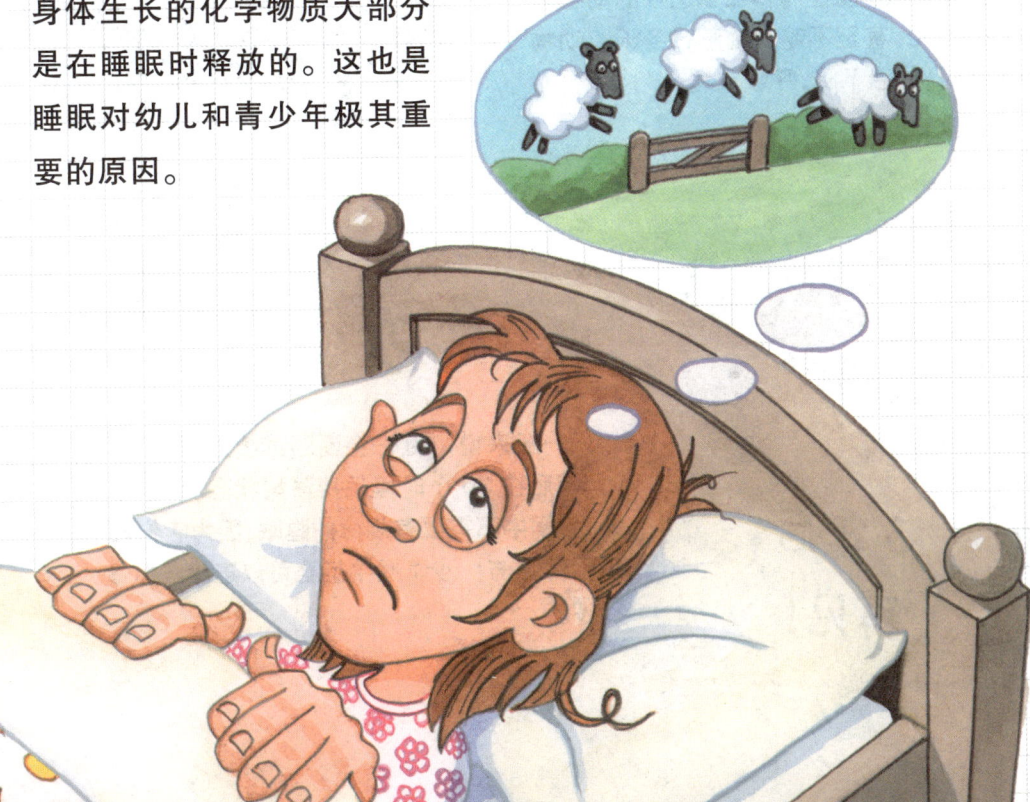

身边的科学

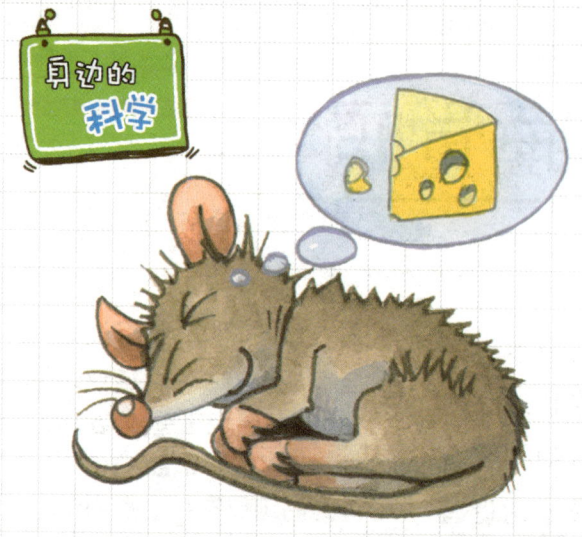

小动物每天必须吃掉身体重量一半的食物才能存活,例如老鼠和鼩鼱便是如此。因此,对它们而言,找不到食物的时候,睡觉便能节省体力。

冬眠也叫冬蛰,是指某些动物在冬季时生命活动处于极度降低的状态。这是一种沉睡形式,能让熊和松鼠这样的动物只吃一点儿,甚至不吃食物熬过冬天。动物冬眠时,体温下降,呼吸减缓。

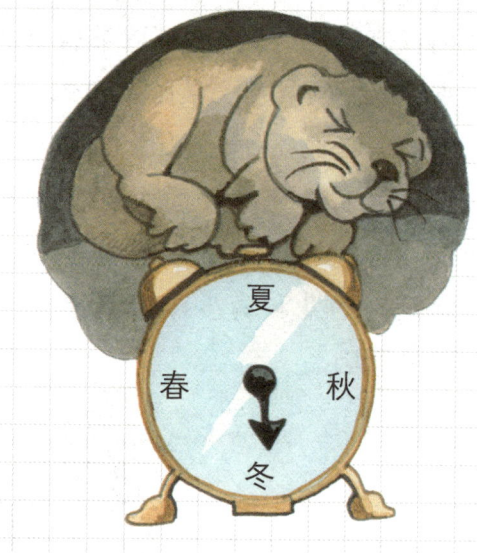

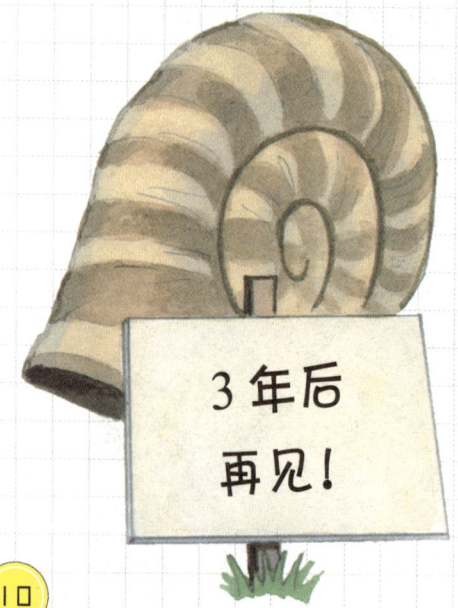

3年后再见!

一般来说,蜗牛会断断续续地睡14小时,随后在30小时里保持清醒状态。科学家认为,蜗牛不需要有规律的睡眠,因为它们几乎不动脑筋!沙漠蜗牛甚至可以连续冬眠3年多。

奇妙的**睡眠**
You Wouldn't Want to Live Without Sleep!

还有一种理论认为,我们睡觉时,大脑会把当天获得的信息进行分类整理,以确定保存哪些信息以及它们的保存位置。

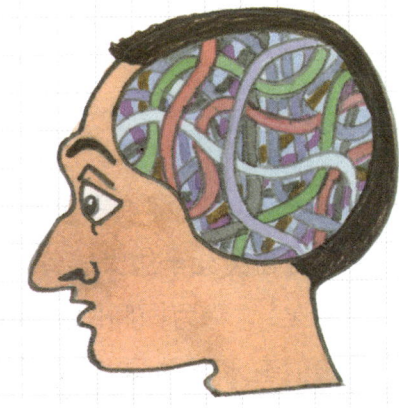

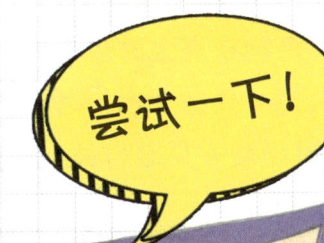

尝试一下!

大型动物在睡眠中只能储蓄很少的能量,例如人或是马便是如此。有时你一整天都躺在沙发上,或睡在床上,可仍然会觉得疲倦,这便是原因所在了!

对拥有大脑袋的动物而言,例如人类,睡眠有助提高批判性思维能力和解决问题的能力。在测试中发现,一个人如果前一晚睡了个好觉,那么他理解新思想和接受新工作的能力会提高3倍。

11

如何保持清醒？

动物拥有一些奇异的睡觉方式，有的动物会让半边大脑停止工作，以便打盹很多次，这称为微睡眠。海豚便是这样，如果它们在水下熟睡，就会淹死，于是它们的左右大脑就轮流睡觉，过1~3小时进行交换。海狗在海上时也是如此，它们漂浮在水面，用一只鳍划水，保持身体平衡。很多鸟也是闭着一只眼打盹，让半个大脑睡觉。

达·芬奇的习惯鼓励了其他几位著名思想家，例如托马斯·爱迪生和尼古拉·特斯拉，他们也是每天只睡2小时。从理论上来说，这种睡眠模式能让人一生中多出20年的清醒时间！

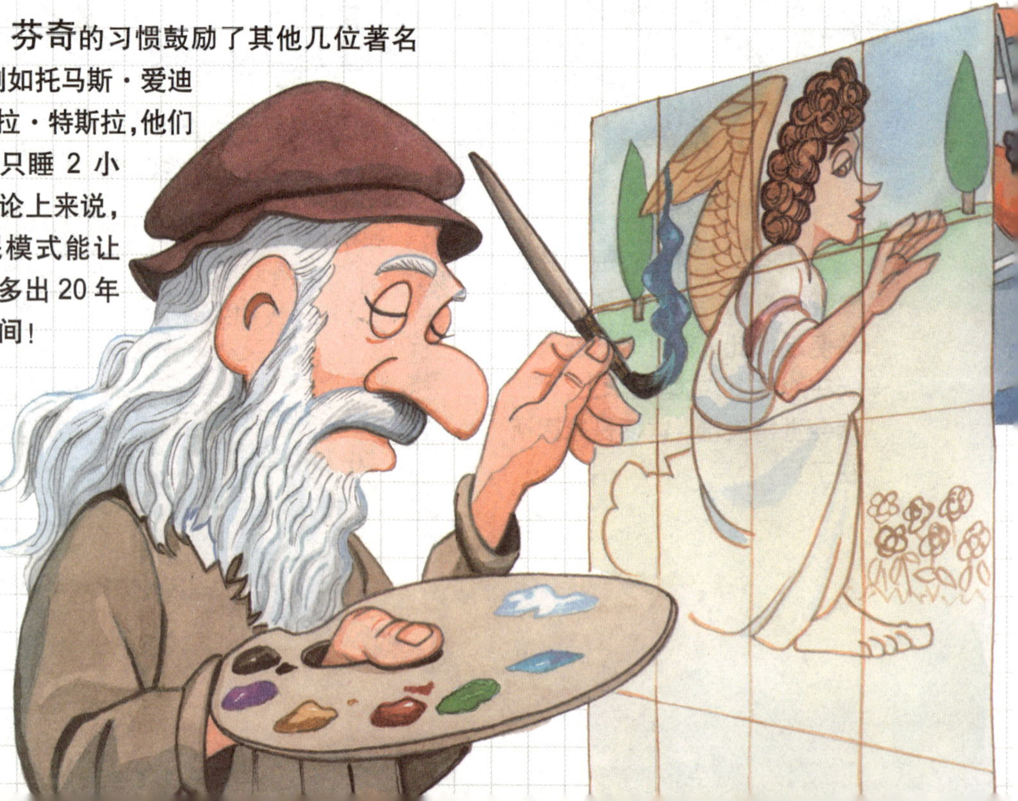

现在，人们通常一口气睡整晚。在15世纪，意大利发明家和艺术家列奥纳多·达·芬奇却与众不同。他一天大约只睡2小时，而且是每4个小时有效地打盹20分钟就够了。有些人也会模仿这种睡眠模式，例如宇航员、单人帆船赛手、在敌后执行任务的士兵等，这通常是因为长时间熟睡太危险了。

奇妙的睡眠

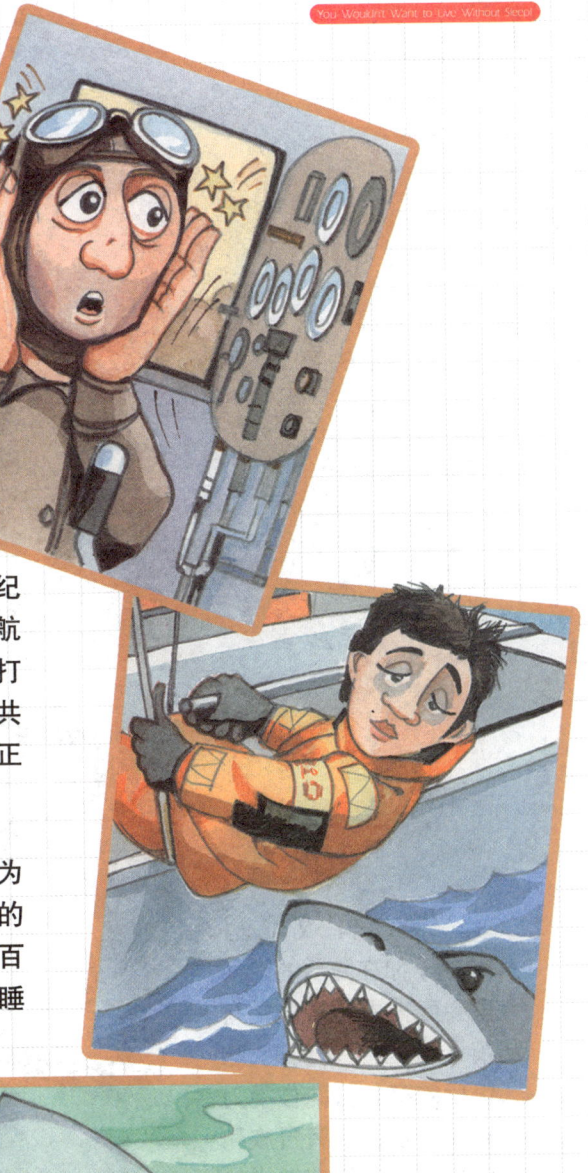

查尔斯·林德伯格是首位孤身连续飞行越过大西洋的人,他极其害怕在飞行中入睡,于是尝试过扇自己耳光、闻散发恶臭的含氨胶囊等,但这些措施都没真正起作用。直到飞行24小时以后,他的"生物钟"告诉他已经是新的白昼,他才彻底变得清醒了!

2005年,艾伦·麦克阿瑟打破纪录,用94天的时间独自完成环绕世界的航行。在航行中,她打盹891次。每一次打盹持续大约35分钟,每天的睡眠时间总共为5.5小时。有几次她清醒得很及时,正好能避过灾难!

印度河淡水豚几乎一直在游泳,因为它们需要时时保持警觉,躲避迅速移动的物体。它们一次睡1分钟,每天拥有成百上千次微睡眠,加在一起,它们每天大约睡7小时。

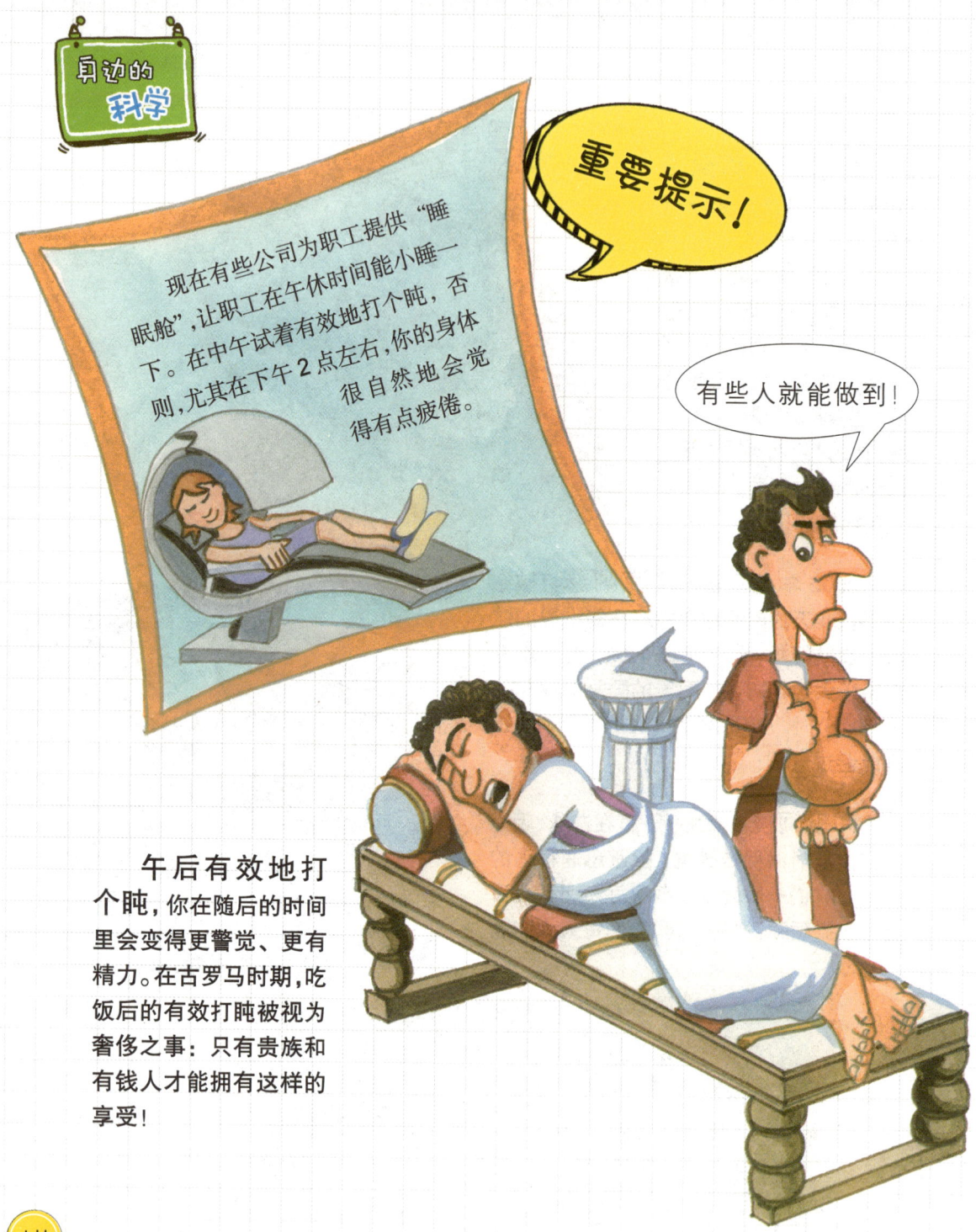

晚上有何事发生？

你的身体活动呈现24小时昼夜循环，称为昼夜节律。夜幕降临后，你很自然地会开始感觉困乏。即使外面仍然很明亮，身体里名叫褪黑素的化学物质也会让你觉得昏昏欲睡。你身体放松以后，褪黑素也会安静下来。这便是"睡眠之门"，这个时间你的身体做好准备要睡觉了。你入睡后，大脑并不是就此停工，它会经历几个睡眠阶段，在深度睡眠（眼球不再速动）和快速眼动睡眠阶段之间转换。这些阶段一起形成完整的睡眠周期。每个周期通常持续大约90分钟，在一夜的时间里重复4~6次。

让人难以置信的是，快速眼动睡眠是1952年才发现的。当时，年轻的医科学生尤金·阿塞林斯基用一台脑电图仪监测自己儿子的睡眠。他发现，即使儿子很快就睡着了，仪器追踪到儿子的眼球仍然在转动，脑电波也在来回运动。

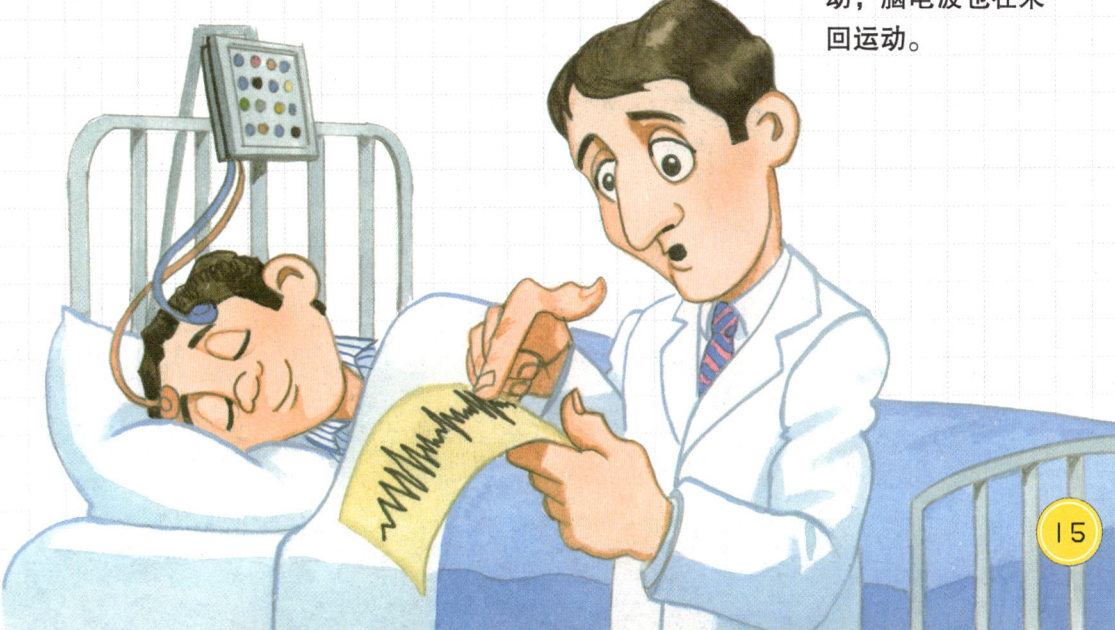

身边的科学

我们眼睛分泌的"眼屎"是一种综合体,混合有灰尘、血细胞和皮肤细胞,再与眼睑周围腺体渗出的黏液合在一起。在眼睛闭着时,黏液有助于将它们密封起来,让眼球保持湿润。

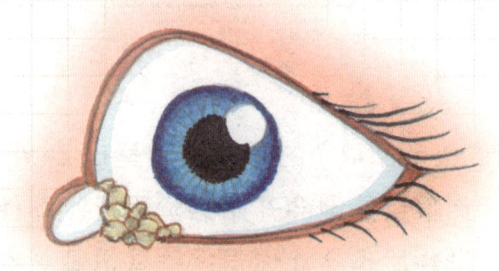

睡眠周期

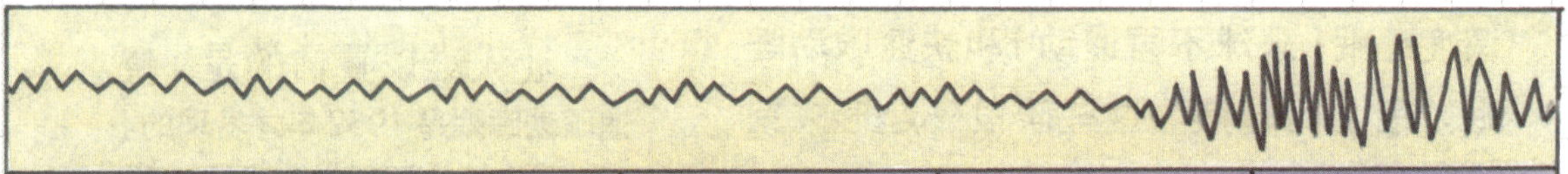

1. 睡前阶段
眼睛已经闭上,但很容易觉醒。

2. 浅层睡眠阶段
真正睡眠的第一阶段。眼睛不再转动,心跳减缓,体温下降。

3. 深层睡眠阶段
身体修复和细胞再生,增强骨骼和肌肉力量。

4. 极度沉睡阶段
在这个阶段很难觉醒。

5. 快速眼动睡眠阶段
入睡后70~90分钟,脑电波运动速度加快,眼球迅速转动,大部分肌肉则是僵硬的。

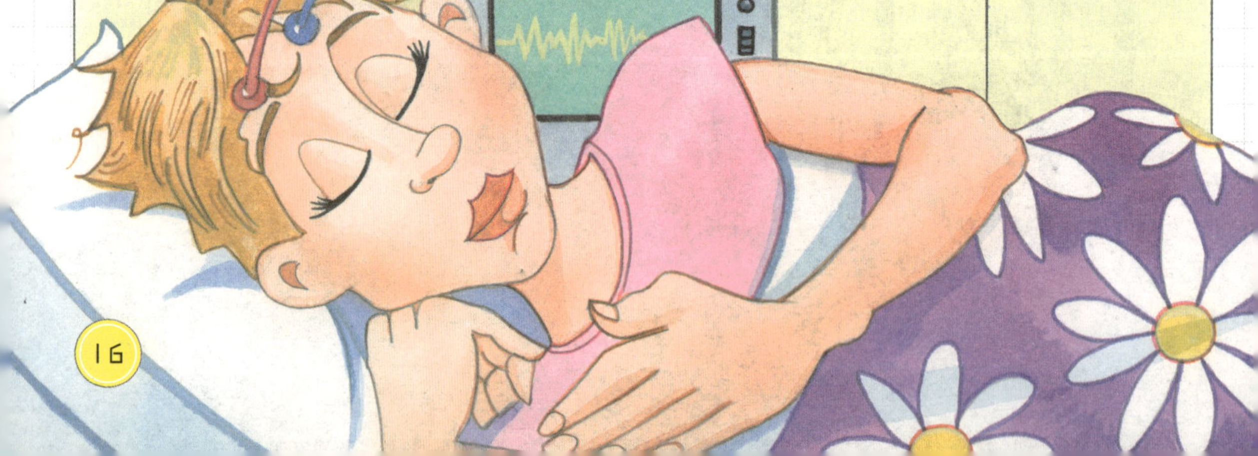

奇妙的睡眠

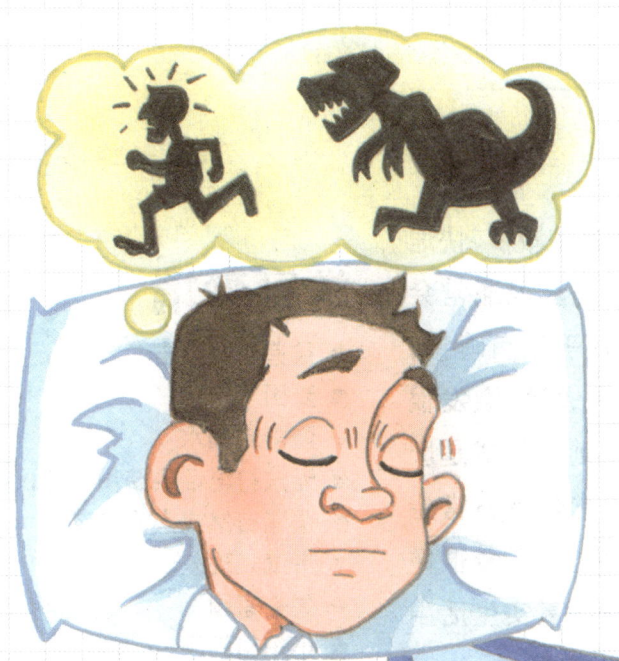

在**快速眼动**这个睡眠阶段，你的眼球在眼睑下快速转动，心跳和呼吸频率也会加快。此外，尽管你的大脑还很活跃，但很多肌肉可能保持静止不动。在这期间，你还有可能做栩栩如生的梦。

重要提示！

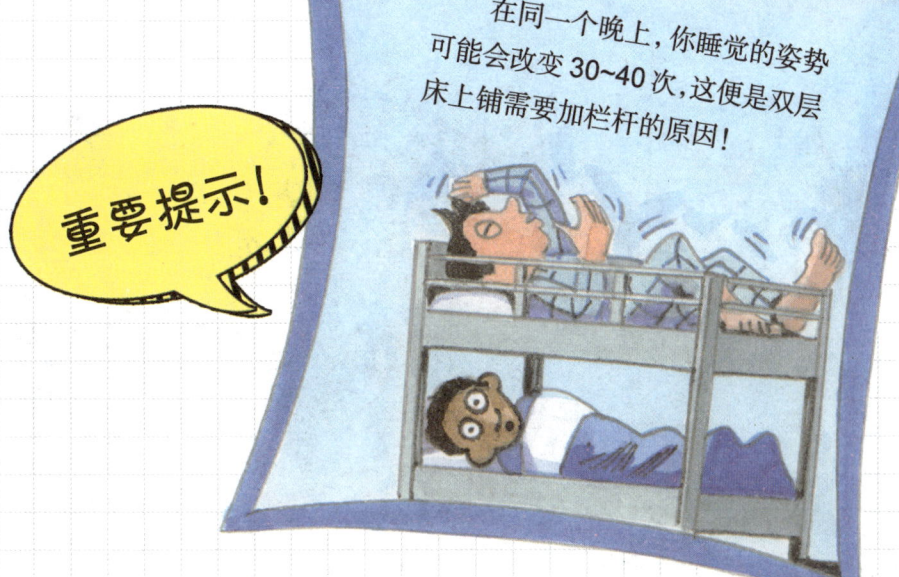

在同一个晚上，你睡觉的姿势可能会改变30~40次，这便是双层床上铺需要加栏杆的原因！

美 梦？

每晚我们都会有2小时在做梦，快速眼动睡眠阶段的梦最生动形象。梦里通常会有各种视觉以及一些听觉，但几乎没有嗅觉、味觉或是触觉。梦境有可能非常逼真，激发很强烈的情感，会让你醒过来时感到害怕或是厌烦某人。美梦和噩梦都是梦，常常含有日常生活场景以及你很熟悉的人。事实上，做梦很像玩虚拟现实游戏，你在梦中做一些真实生活中从来不会做的事情。不过，对我们来说，大脑每晚玩这些游戏的原因，仍然是个谜团！

常见梦境

- ◆ 被追赶或袭击
- ◆ 受困
- ◆ 坠落或溺水
- ◆ 无法打电话或使用其他仪器
- ◆ 遭遇自然或人为灾难
- ◆ 考试表现差
- ◆ 失去家园
- ◆ 小车出问题
- ◆ 受伤或生病

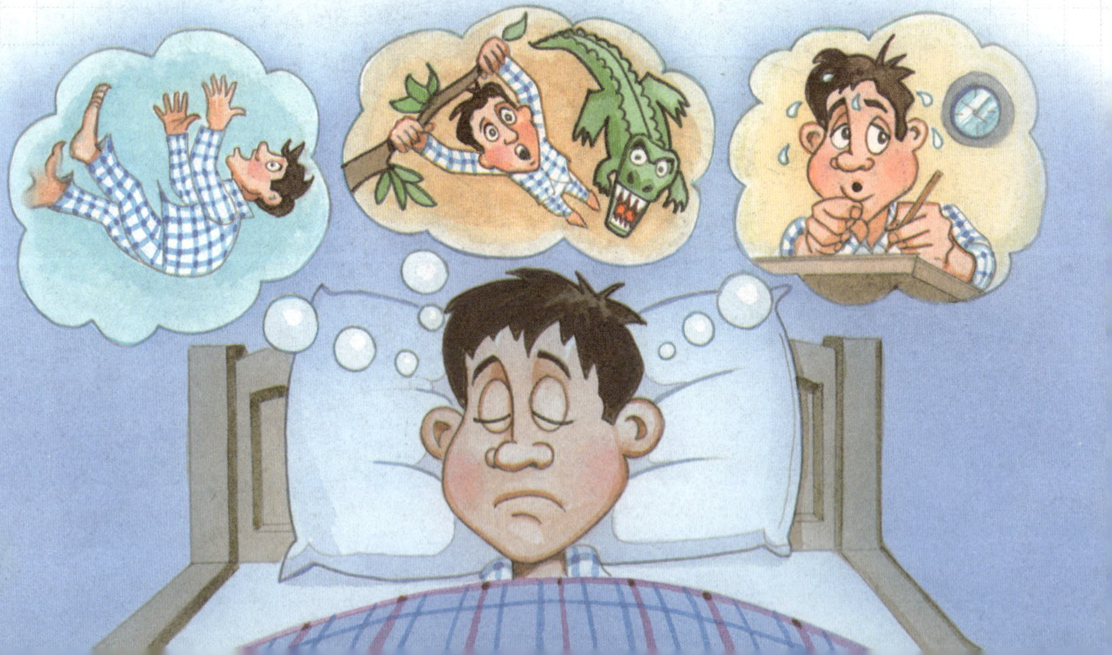

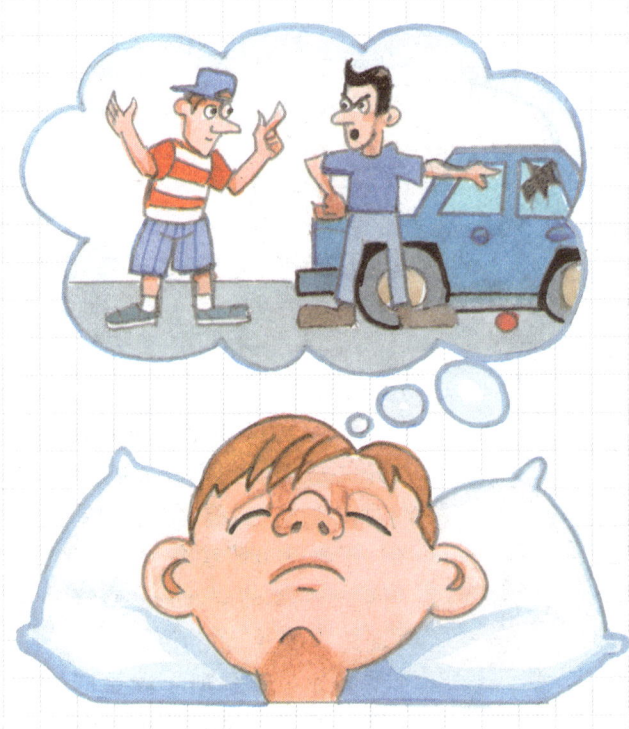

几十年来，科学家一直在研究各种梦，但仍无人能确切解释我们是怎样做梦的，也不知道我们为什么会做梦。一种说法是我们在梦中演习紧急状况下会做的事情，而另一种说法认为，做梦有助于大脑把我们醒着时接受的一切东西进行分类整理。还有些人相信，做梦让大脑重放白天的各种情感，例如担心考试通不过。

在清醒梦中，你能意识到自己在做梦，还可以改变场景，增加人物，控制事件的发生。人们说这种感觉就像在玩电脑游戏。想做清醒梦的一种方式就是记梦境日记。另一种方式则是睡觉，醒过来，然后又继续睡觉。

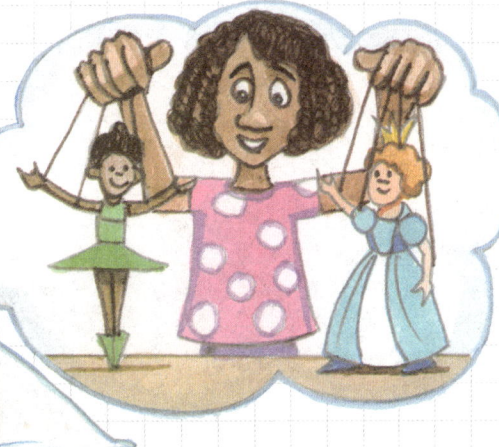

身边的科学

你也能行!

据说做梦结束后过了15分钟,我们就会忘记90%的内容。如果你想记得更多梦中的内容,何不写梦境日记? 一旦醒过来,马上就把记得的所有内容都记下来吧。

睡觉并不像关闭电灯开关一样。我们开始打盹时,或就在觉醒之前,常常处于半睡半醒状态。在这期间,我们有时会做一些奇怪而短小的梦,称为催眠梦。英国作家查尔斯·狄更斯常常根据这类梦的内容创作诗歌。

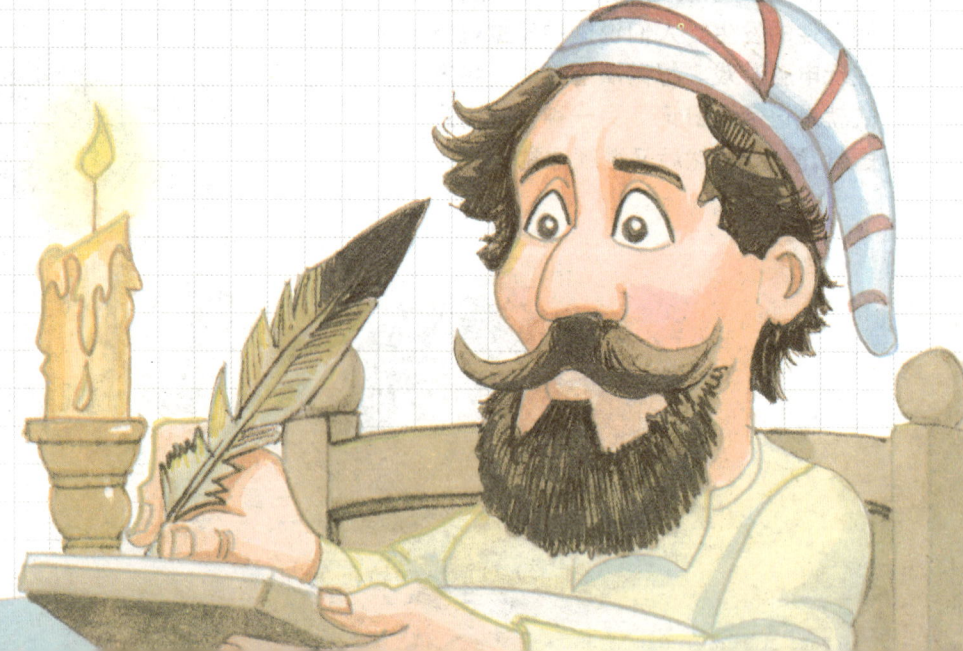

夜里有鬼！

有个办法可以阻止我们做噩梦，那就是不看恐怖电影、不读恐怖书籍，尤其在睡觉前不要做这些事。把卧室门开着或是留点微弱的灯光，也有效果。

假如你做过噩梦，不用担心，你并不孤单。几乎每个人都有过做噩梦的经历——小孩如此，成年人也是这样。噩梦通常在快速眼动睡眠阶段出现，会让你感到恐惧或是烦恼，但这些梦不是真的，也不会伤害你。就像睡觉磨牙一样，打呼噜、辗转反侧、呻吟或是在梦中大笑，这些都是常见的事情。但有些人却挺不幸的，他们在梦中会做一些极端的事情：梦游，梦吃，或者有一些暴力行为，例如踢腿、从床上跳起来，或是扇身边人耳光。

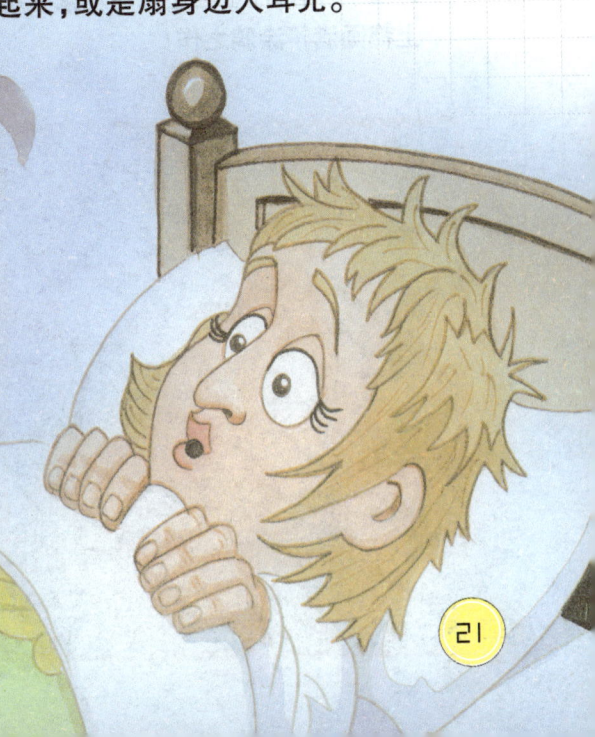

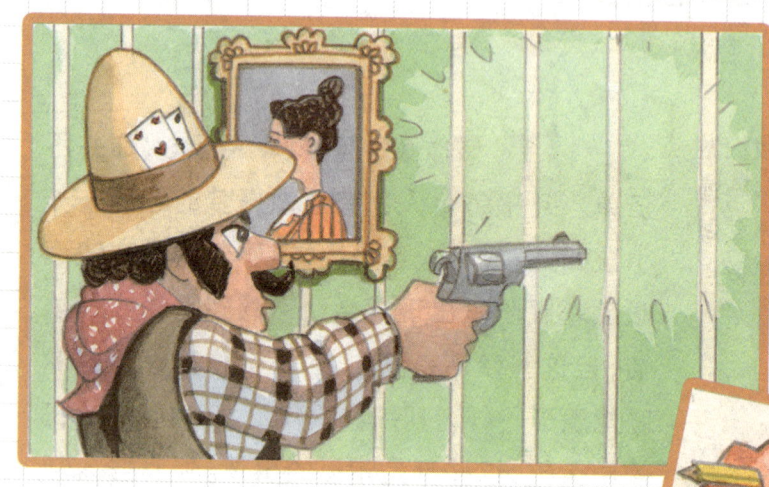

在你睡着后呼吸时，口腔后部、鼻子，或是喉咙中的软组织产生振动，便会发出**打呼噜的声音**。

啊？

李·哈德温能在睡梦中创作奇异的艺术作品，他醒来后一点都记不得睡觉时画了什么，他曾经还把朋友家厨房的墙上都画满了涂鸦之作！

苏格兰厨师罗伯特·伍德睡觉后，常常起身去厨房炸薯条和蛋饼。梦吃很危险，因为梦吃者常常去吃一些不同寻常或是生的食物，而且他们烹调食物时还有可能烧着或是割伤自己。

奇妙的**睡眠**
You Wouldn't Want to Live Without Sleep!

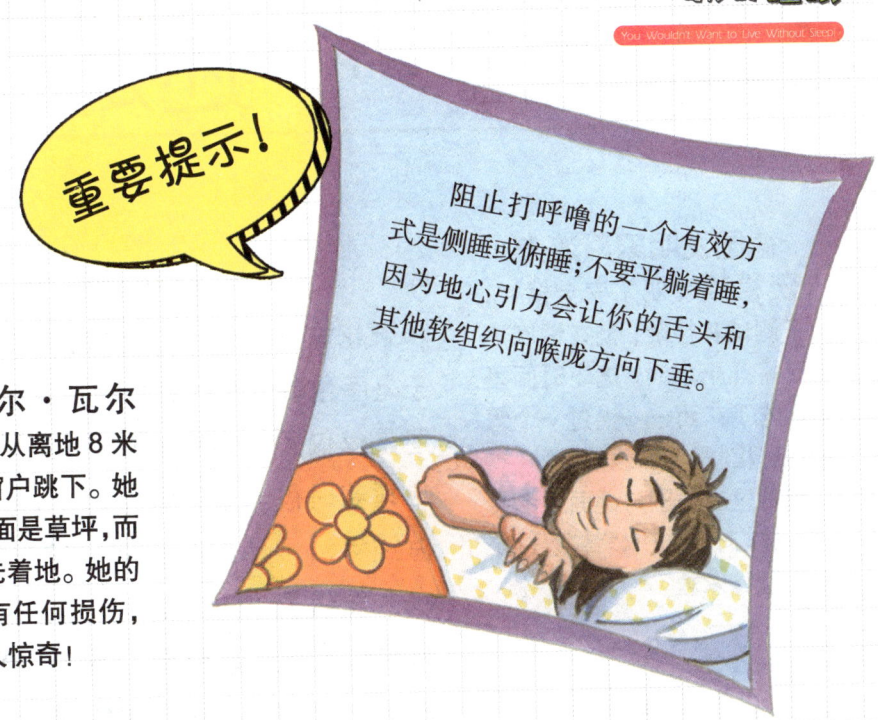

重要提示！

阻止打呼噜的一个有效方式是侧睡或俯睡；不要平躺着睡，因为地心引力会让你的舌头和其他软组织向喉咙方向下垂。

雷切尔·瓦尔德梦游时，从离地8米高的卧室窗户跳下。她很幸运，地面是草坪，而且她的脚先着地。她的骨头也没有任何损伤，这可真令人惊奇！

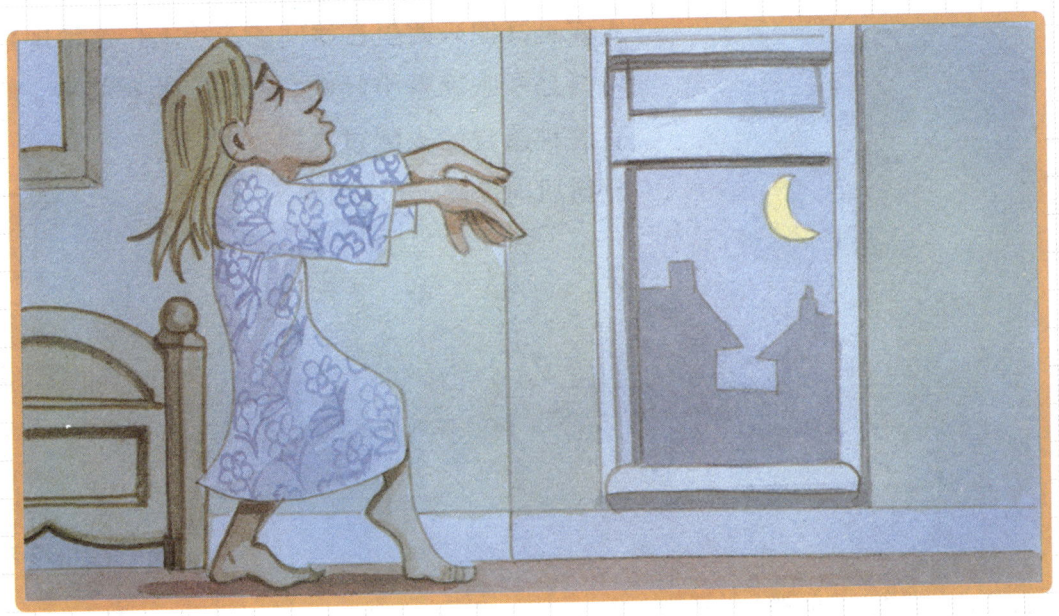

23

死了……还是打盹?

德国发明家阿道夫·卡茨穆斯发明了安全棺材,为了测试其性能,他在地底下待了好几个小时,这段时间里他还吃了东西——通过一个管道送进棺材的腊肠和啤酒!有些棺材里有绳子与地面上的铃铛相连,万一"尸体"苏醒过来便能拉铃求救。

在18和19世纪,大量的人死于霍乱和天花这样的疾病。尸体通常很快就被埋葬了,于是医生就没有时间仔细检查病人是真的死了,还是仅仅失去知觉而已。这就难怪有很多人害怕睡着时被当成死人给埋了,就连美国第一任总统乔治·华盛顿也有过这样的担心。于是,有人发明了"安全棺材",放进这种棺材的人如果醒过来便可以呼救。那段时期还有一件可怕的事情,就是人们在黑暗中醒来时,总会感觉有人或是其他东西坐在房间的衣柜上!这种现象可能是睡眠麻痹引起的,很罕见,也很短暂。但有这种感觉的人醒过来时,会觉得肌肉僵硬,无法动弹。

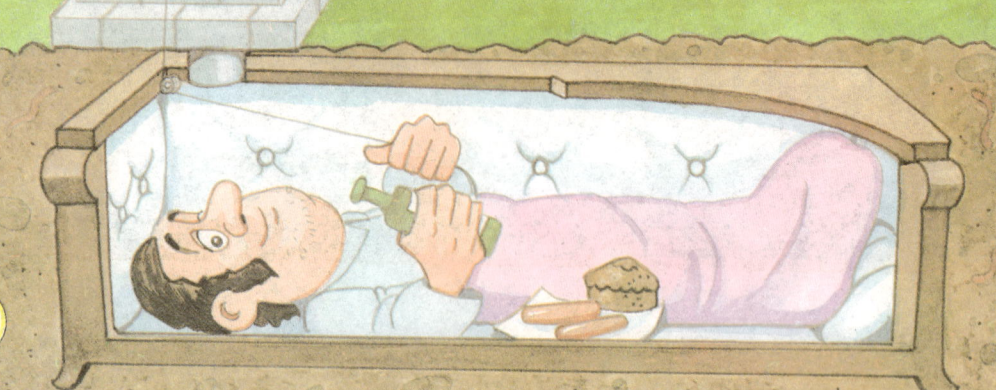

奇妙的睡眠

1995年,法布里奇奥·凯斯利发明了**高科技安全棺材**,棺材里配备有闹钟、对讲机、手电筒、氧气瓶以及心跳传感器!

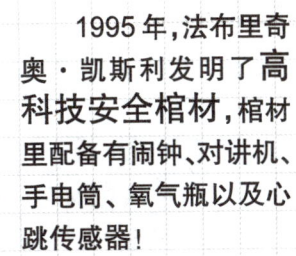

如果你每晚都在同一时间睡觉,早上在同一时间清醒,身体就会在你需要苏醒前一个小时左右释放一种化学物质,这便是有些人常常在闹钟响前5分钟就已经苏醒的原因。

睡眠麻痹症是大脑中两种化学物质引起的,这些物质会让人肌肉麻痹,时间从几秒到十几分钟不等。中国人称这种现象为"鬼压床",加拿大纽芬兰岛的人称其为"老巫婆"。

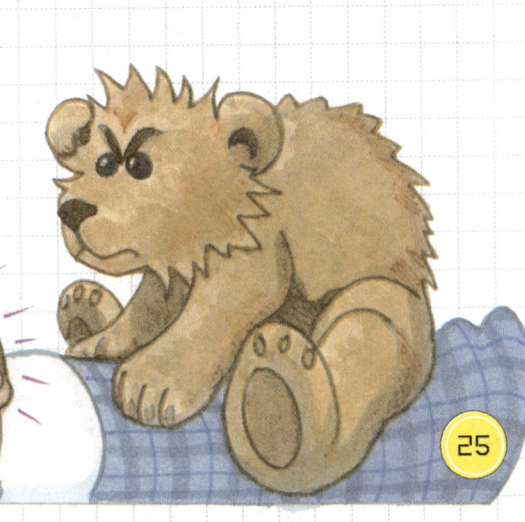

身边的科学

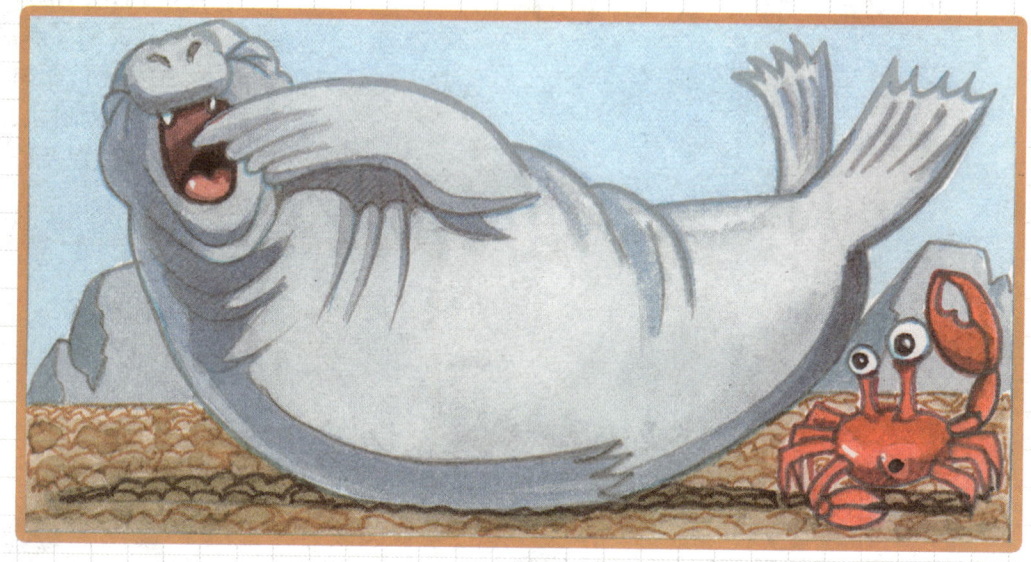

很多动物会打哈欠,例如鸟类、爬行动物,甚至鱼类。哈欠的传染性很强,甚至就是读到这样的字眼也会让人受感染!打哈欠可以帮助我们的大脑冷静下来,也可以帮助我们更清晰地思考。

打哈欠可能对很多早期人类群体很有用处,让他们对附近的危险保持警觉。当有人开始打哈欠,其他人也会受感染,于是整个群体都变得更加清醒。试一试在朋友面前打哈欠,看有多少人会如法炮制!

你也能行!

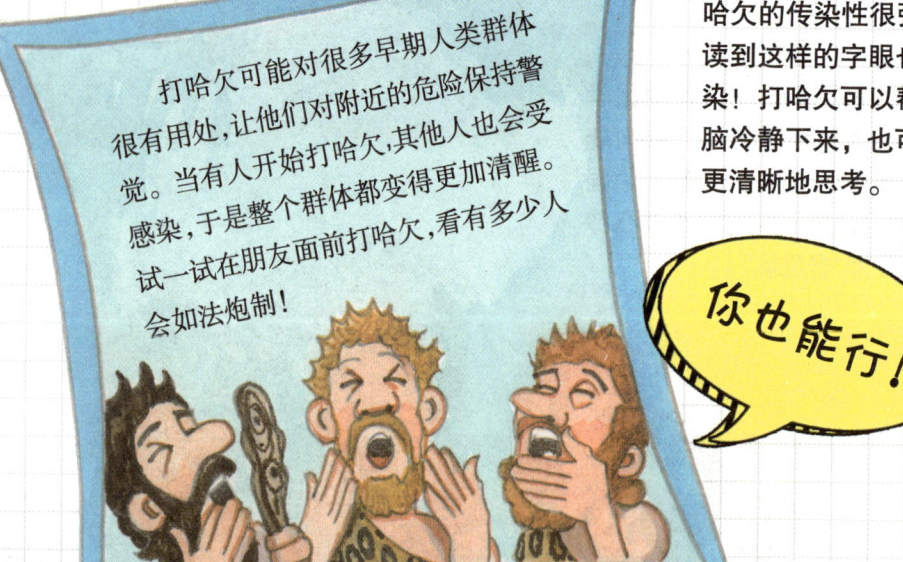

我们需要多少睡眠时间？

大部分成年人一夜需要7~9小时的睡眠时间，小孩的睡眠时间各有不同，年龄越小，时间则越长。我们都有自己的睡眠模式："百灵鸟"倾向于早睡早起，而"夜猫子"则是晚睡晚起。有件事你可能会很惊讶，历史上大部分时间里，人们都不是睡整夜觉的！在1879年托马斯·爱迪生发明电灯以前，人们是日落不久就上床睡觉，在床上待上10小时甚至更久。睡眠时间由两段组成，每段为4小时，中途会有2~3小时的清醒时间。

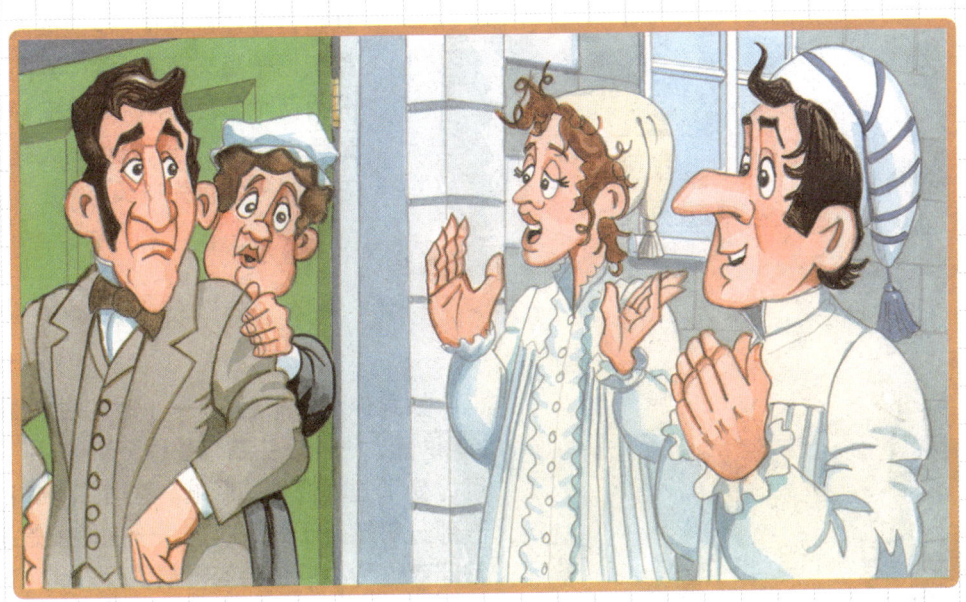

身边的科学

有电之前,在冬季很冷的那些国家里,为房屋照明和加热的代价昂贵,因此有时人们整个白天都待在床上。17世纪60年代,甚至伦敦的那些有钱人也会在床上待很长时间,例如作家塞缪尔·皮普斯冬天早晨会在床上待到11点。

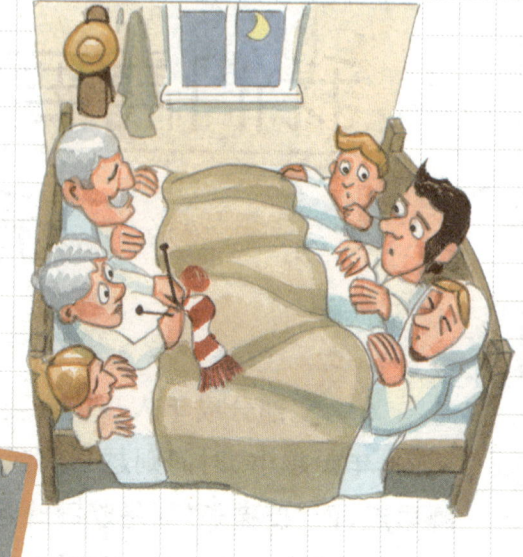

最近有人做了一个实验,参加实验的志愿者住在一个光线昏暗的洞穴里,意识不到是白昼还是黑夜。他们很快就习惯于每天睡8小时,其间分为两个阶段,中途只是安静地休息,没有睡觉,就如同人类石器时代的祖先所为。

我可不是早起的人!

如果你醒过来后,有一小时左右**走路都像僵尸**一样,头脑也昏昏沉沉的,那你可能受了睡眠惯性的影响。这时你身体的一部分仍然处于睡眠状态,于是即便是正常穿衣这种小事也会变得很棘手!

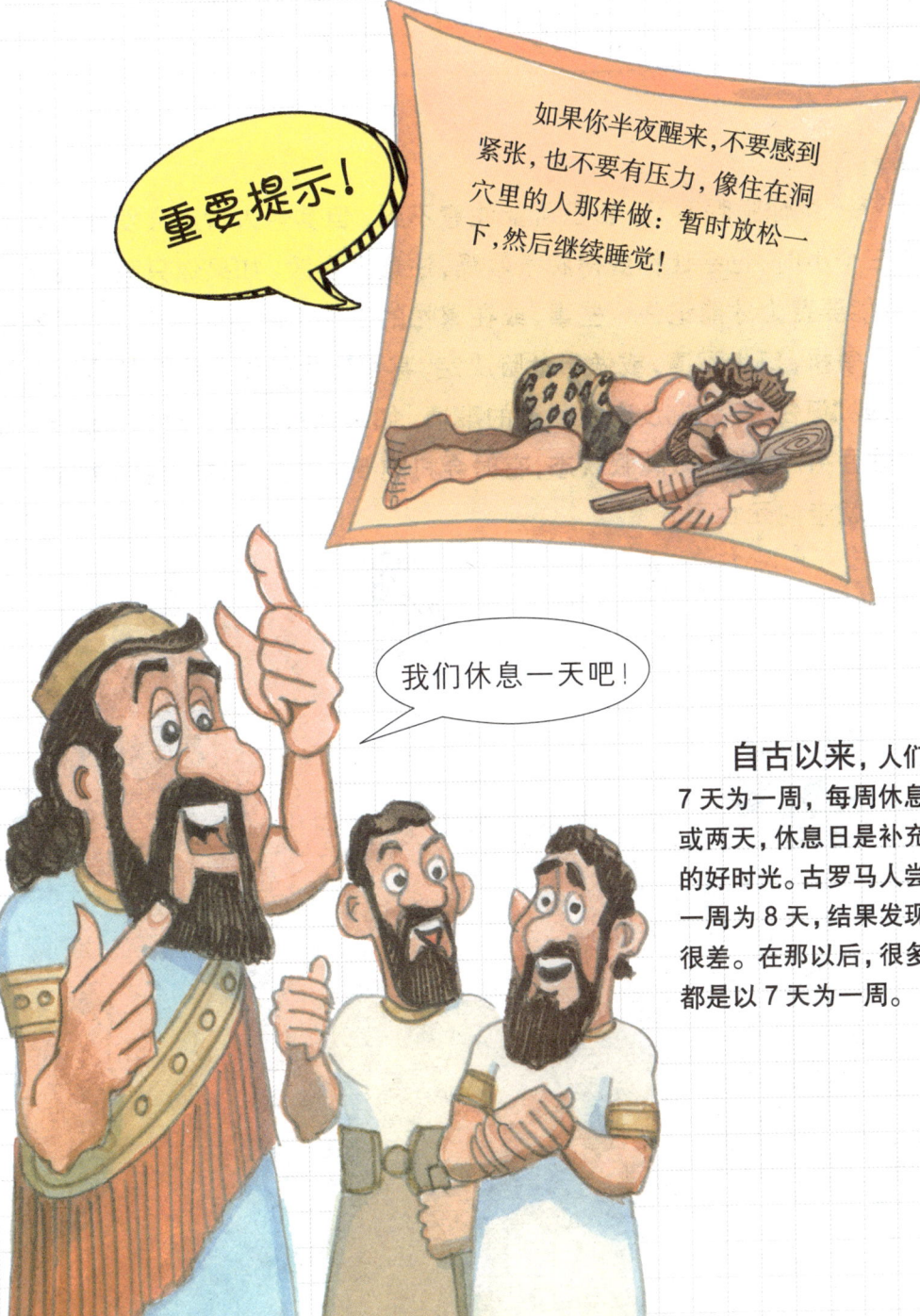

自古以来，人们就以7天为一周，每周休息一天或两天，休息日是补充睡眠的好时光。古罗马人尝试过一周为8天，结果发现效果很差。在那以后，很多民族都是以7天为一周。

没睡够有何后果?

如果你睡眠不足,自己可能注意不到,但其他人肯定会发现!即使少睡两三个小时,也会让你变得脾气暴躁,注意力涣散。如果你只睡了很短时间,你可能要费力才能记住一些事,或在繁忙的工作之间疲于奔命。你更容易与人发生争执,口齿不清,或做出危险决定,甚至产生幻觉。你有可能失去长期记忆,或"记住"实际上没有发生过的事情。如果你持续很长时间不睡觉,就会变得昏昏欲睡,进入微睡眠状态,有时会打盹5~10秒。如果一直不睡觉,你可能很快就走向死亡了。

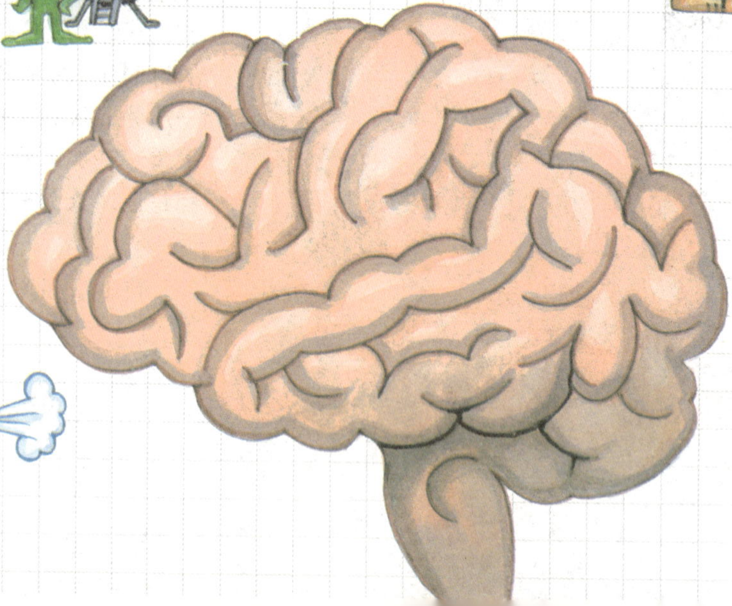

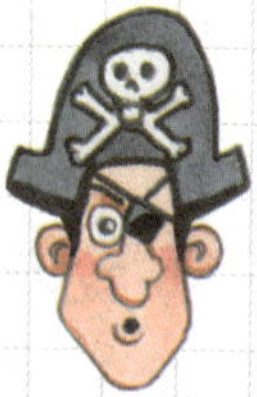

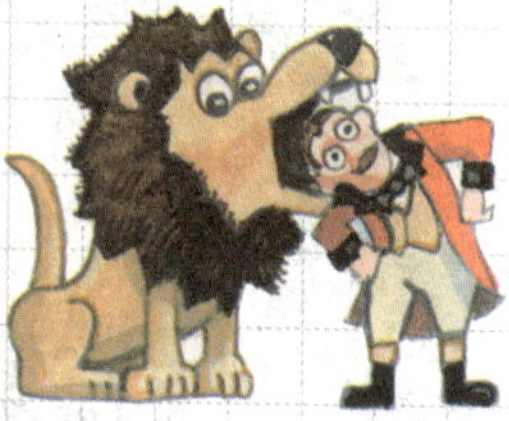

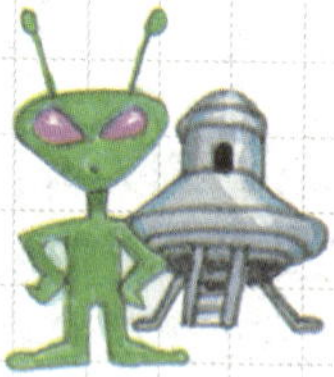

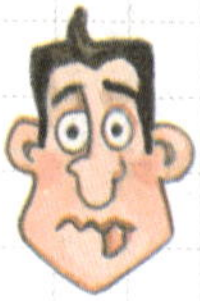

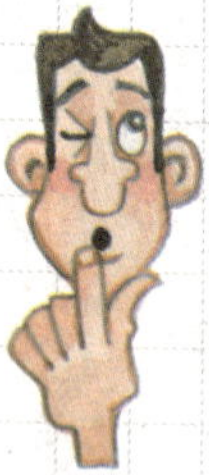

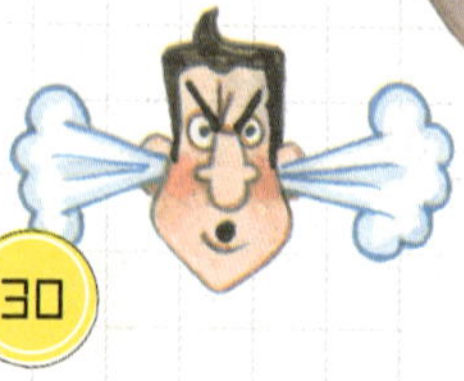

在电影院里打盹不会有危险,但如果你在开车或是操作机器时,打盹便会导致致命错误。每年大约有10万起车祸是因为司机开车时睡着所致。很多事故发生在春天和秋天,因为那时人们的生物钟受到了影响。

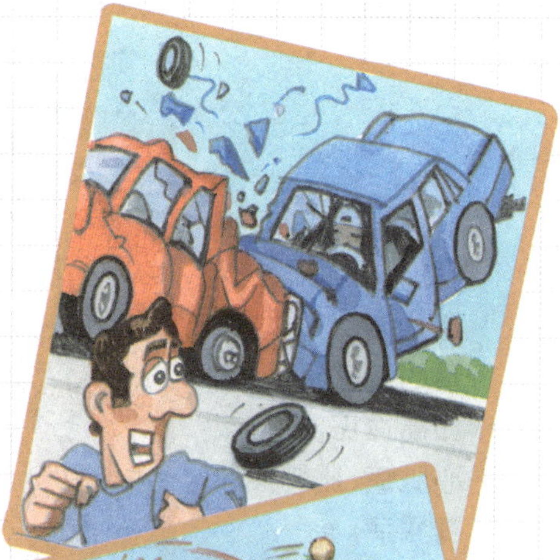

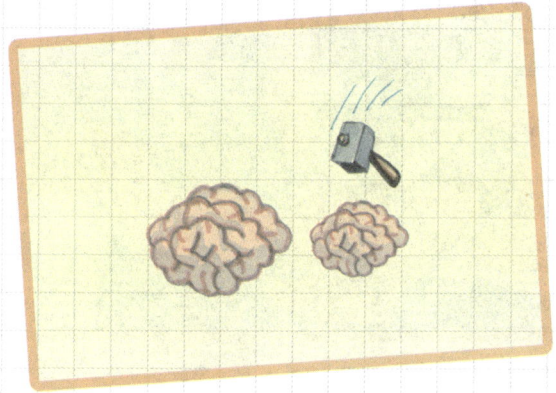

即使你很健康,睡眠不足也可能引起你部分大脑萎缩!通宵熬夜也会杀死脑细胞,而脑细胞一旦受到伤害,即使在周末补觉也无法修复它们。

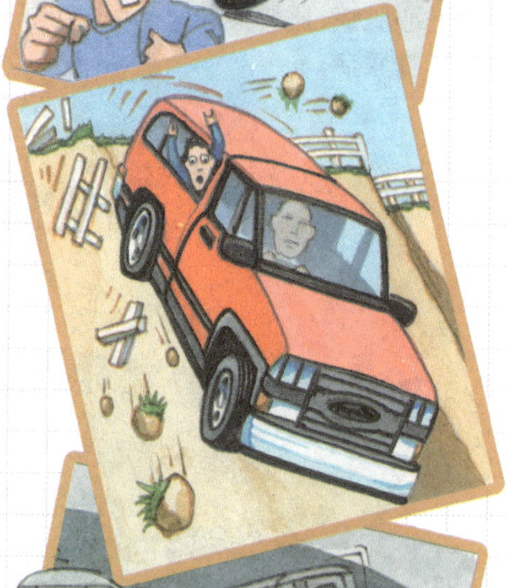

1994年3月在美国加利福尼亚,驾驶轻型卡车的司机睡着了而发生车祸,导致12人死亡。

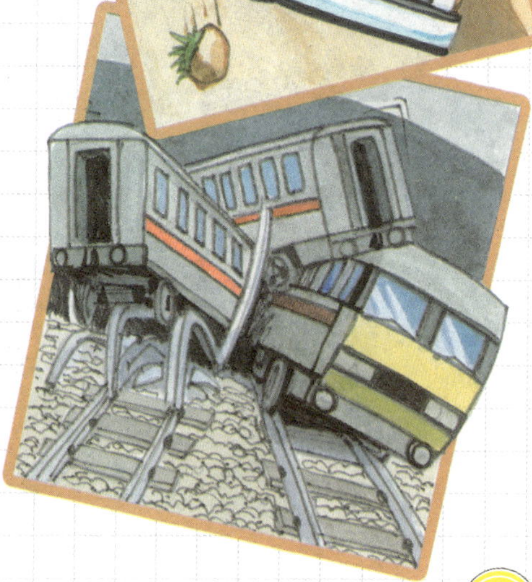

2001年2月,一名缺乏睡眠的司机将车开上铁路,导致英国北约克郡铁路灾难。灾难中有10人丧生,其中包括两列火车的司机,还有82人重伤。

科学家现在发现,睡眠太少还会导致一些严重的健康问题,例如高血压、癌症、心脏病、肥胖症和糖尿病。

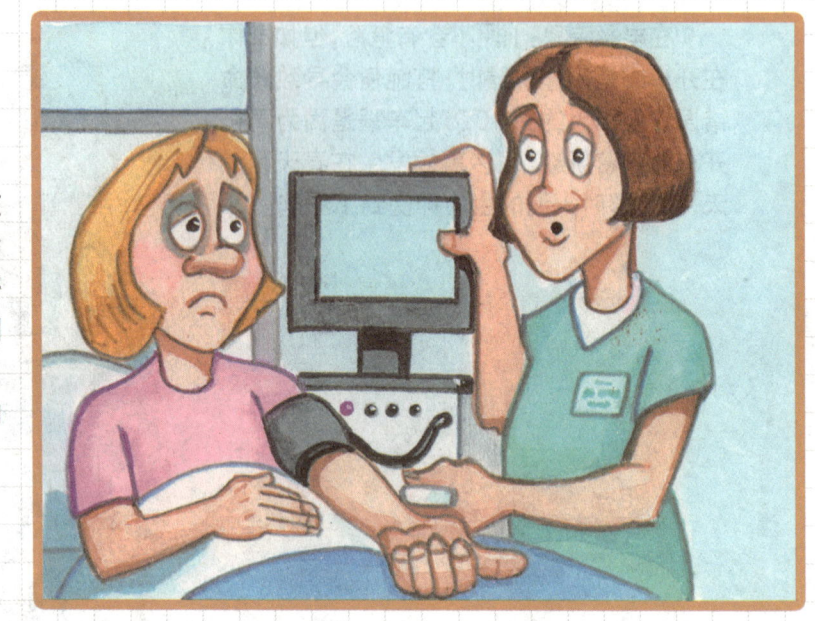

如果你睡眠不足,身体就会释放一种化学物质,使你产生强烈的食欲,想吃富含盐和糖的不健康快餐食品。

原来如此!

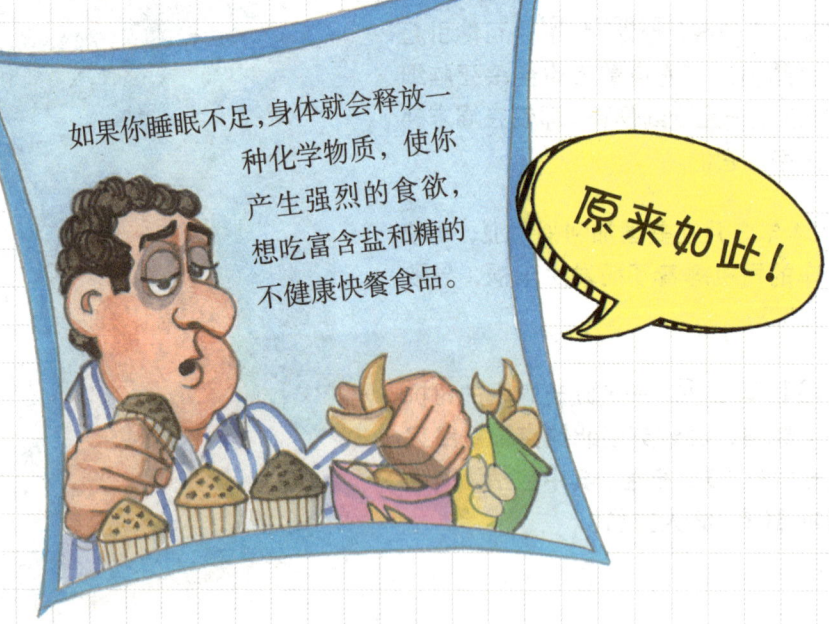

睡眠严重不足

睡眠不足的人很容易被辨别出来：懒惰，行动迟缓，头脑发晕。他们的大脑运转减慢，尽管身体肌肉仍然能照常工作，但身体功能却会受影响。你可以想象到，在极度昏昏欲睡时，做困难或是危险的工作真的很糟糕！在晚上工作时，人们受伤的可能性会增加30%。世界上有些人为的大灾难也与睡眠不足有关，1986年发生在乌克兰切尔诺贝利的核电站事故便是如此。当时那些疲倦的工程师犯了错，导致一场巨大的爆炸，这是历史上最严重的核电站事故。因致命的核辐射污染，有31人死亡，另外还有数千人被辐射！

20世纪20年代的**舞蹈马拉松比赛**，是看谁能连续跳舞跳得最久。有些比赛允许两个舞伴中有一人睡觉，另一人继续跳。芝加哥的一对舞伴跳了215天，创下世界纪录！

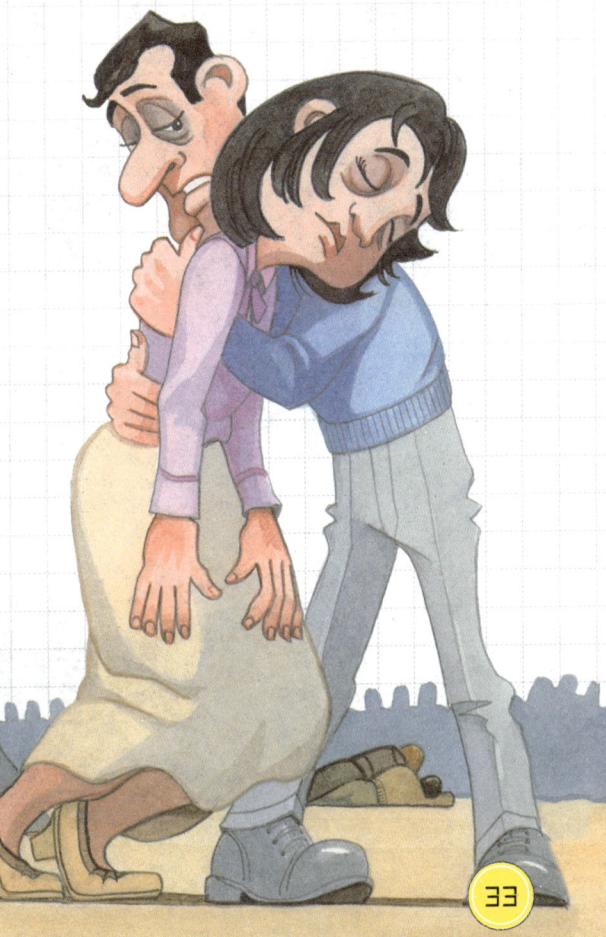

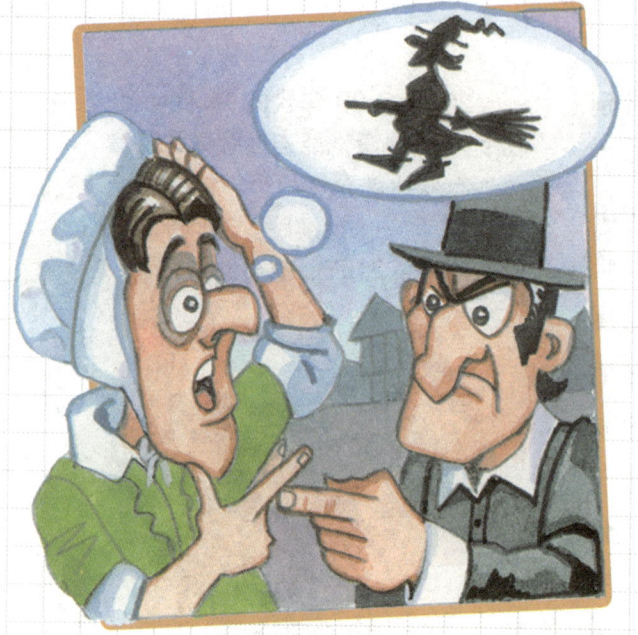

不准人睡觉是一种古老的酷刑。在 16 世纪,受指控为巫婆的人被强迫连续数日不准睡觉。最后她们就会讲一些飞行或是变成动物的故事!

1989 年,一艘油轮在美国阿拉斯加搁浅,溢出 1100 万加仑(约合 41640 立方米)石油。当时掌管油轮的船长两天里只睡了 6 小时!

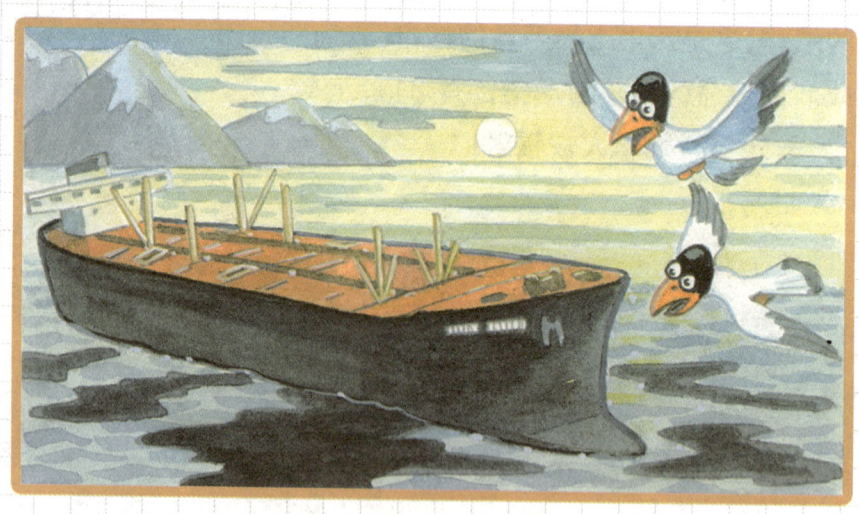

奇妙的睡眠

尝试一下！

你睡觉时，大脑细胞中有一部分总是处于警觉状态，那就是你的听觉神经！人们听到特别的声音更容易醒来，例如小孩的哭声或是狗叫声。

在第二次世界大战中，苏联士兵使用扩音器夜以继日地播放音乐，这使他们的敌人因缺乏睡眠而变得虚弱！

流行音乐主持人彼得·特里普尝试了将近8天半的时间不睡觉。在3天以后，他便开始歇斯底里地大笑。5天后，他开始出现幻觉，看见老鼠和猫在房间里你追我赶！

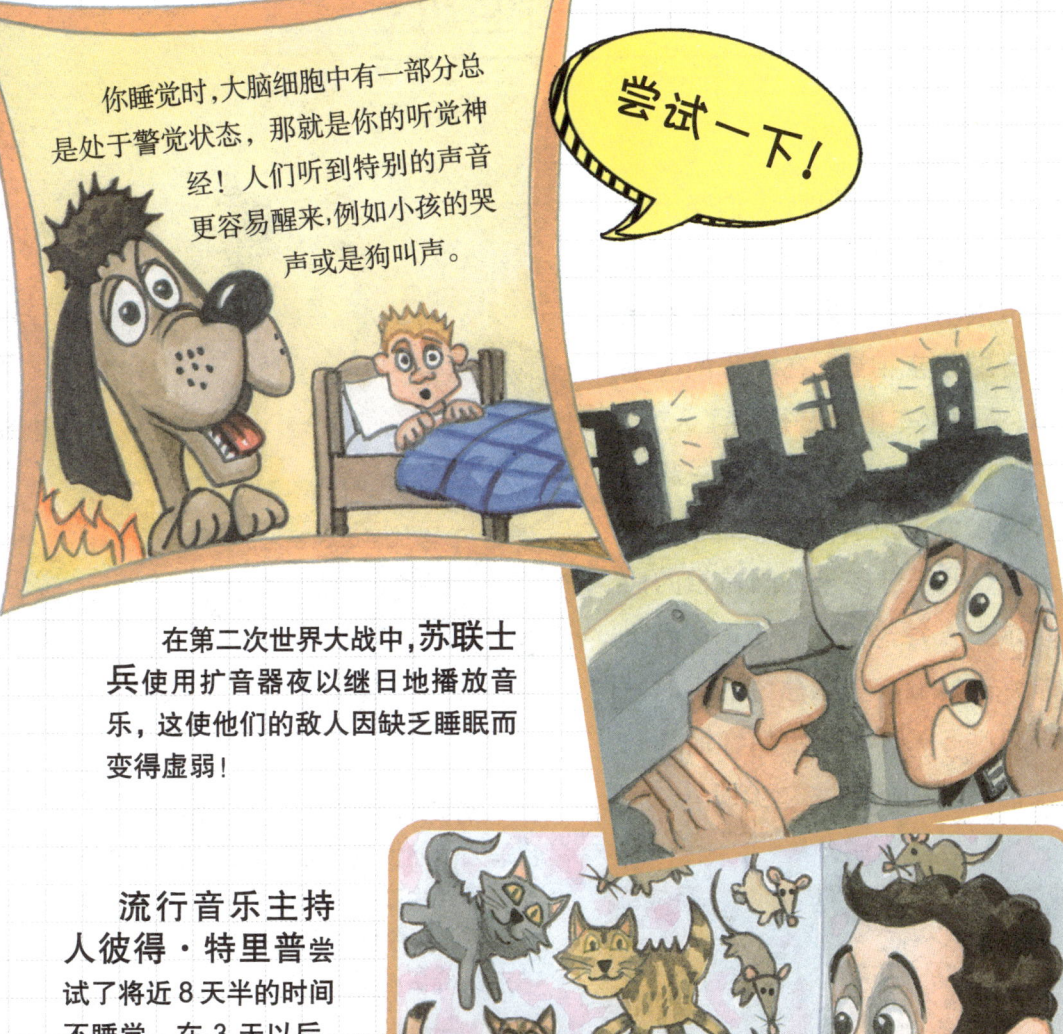

未来的睡眠

当今世界，人们晚上和白天一样繁忙。因为有了电灯，超市永不关门，电脑把世界各地的员工紧密相连。在繁华的大都市，通勤火车上总是挤满了人，他们满脸痛苦，哈欠连天——超级忙碌成为事业有成的象征。众所周知，担任过多年英国首相的撒切尔夫人每晚只睡4小时，而比尔·克林顿在美国总统任上时一晚只睡5~6小时。我们都期待未来的睡眠时间越来越少吗？

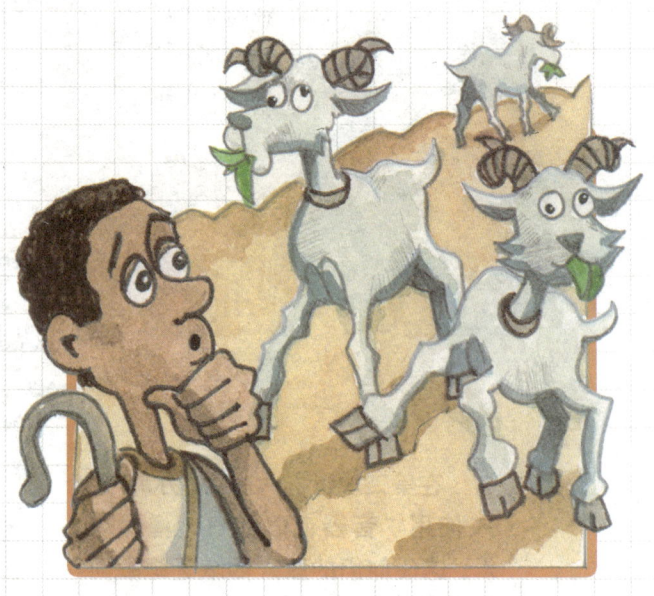

据说9世纪时，埃塞俄比亚的一个牧羊人偶然发现了咖啡，因为他放牧的山羊吃了野生咖啡豆后变得异常兴奋。1000多年后，当今坐办公室的员工常常靠喝咖啡来保持头脑清醒。

科学家发现了可以控制浅层睡眠的基因。想象一下，一种新型士兵可以长时间执行任务，却不会打瞌睡，也不会注意力涣散。

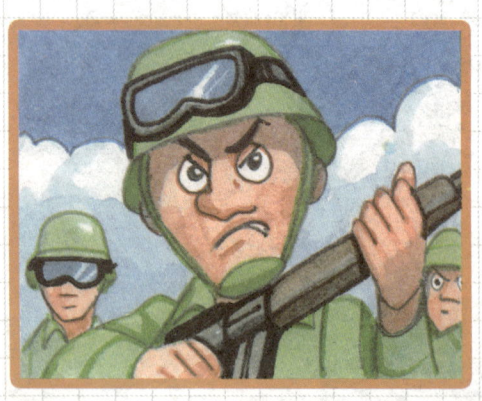

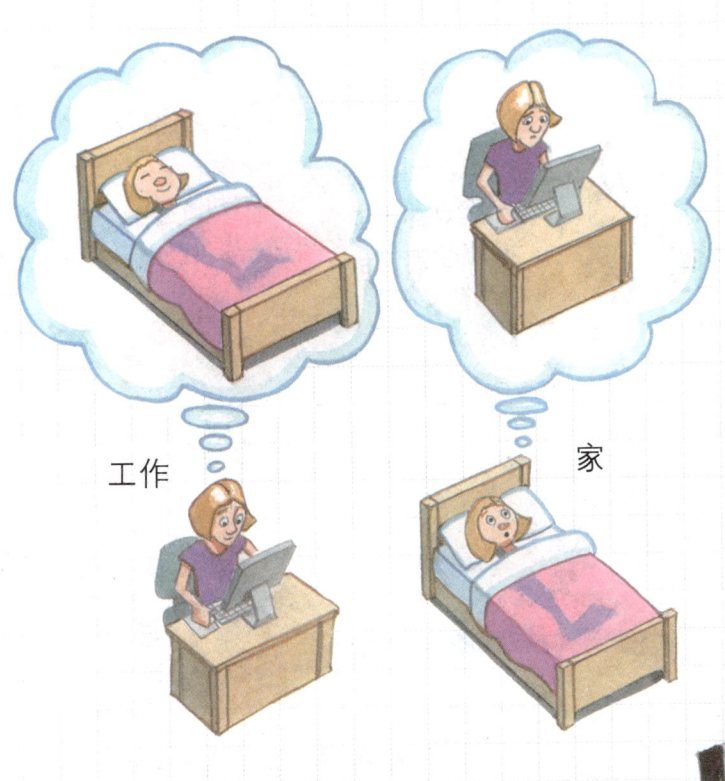

分两段时间睡觉的模式在17世纪就越来越少见了,因为那时很多欧洲城市晚上开始用上了灯。但有些科学家认为,回归以前的睡觉模式能有助于减少现代生活压力!

美国国家航空航天局正在做实验,以求减缓人类身体新陈代谢的速度,如果成功,就能让飞向遥远太空的宇航员在途中进入"超级睡眠"状态。

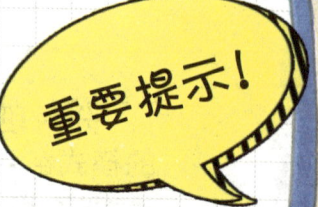

不要在睡觉前吃饼干和蛋糕,因为这些食物中含有糖分,提供的热量会妨碍睡眠。可以吃根香蕉代替它们,香蕉中含有放松肌肉的化学物质!

在将来,根据房间温度、床垫柔软度和枕头蓬松度,你也许能提前做好计划,以便获得完美的睡眠。

越来越多的人在饱受时差的折磨,这是长时间坐飞机后产生的疲倦和困惑感。你会发现身体难以适应新的时区。

睡个好觉！

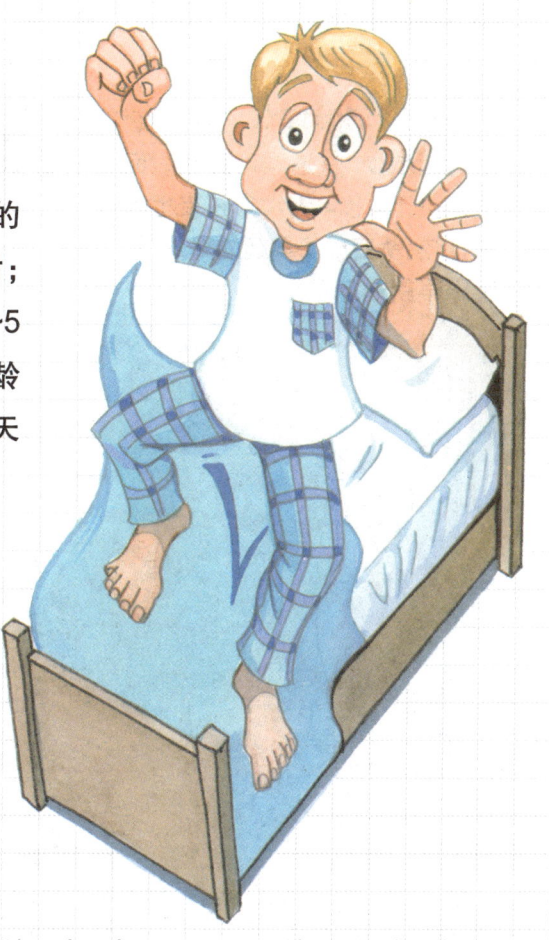

人们所需的睡眠时间随年龄的增长而改变。新生儿每天睡 16~18 小时；1 岁时每夜睡 10~12 小时，白天则小睡 3~5 小时；上小学后，儿童不再小睡；随着年龄增长，睡眠时间则更少，11 岁的儿童一天睡 8~9 小时。

很多人都会认可这种想法：最惬意的事情就是整晚睡一个好觉。在学校度过了紧张的一天？运动后很疲倦？睡个长长的好觉可以应对这一切。第二天醒来时，你会觉得平静、精神焕发，准备好做任何事情。你绝对不愿过没有好睡眠的日子！

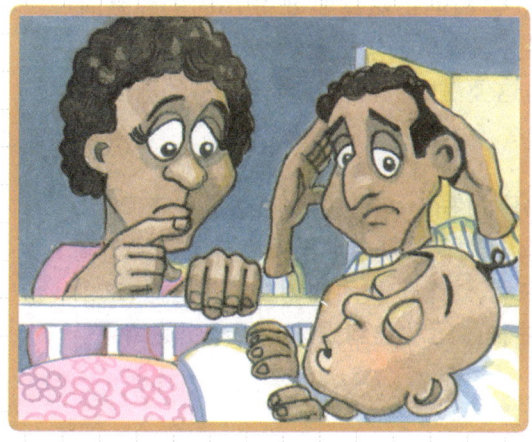

你应该：

◆ 尝试每天在同一时间睡觉和起床。
◆ 定期锻炼。
◆ 保持卧室安静、幽暗和凉爽。
◆ 睡觉前做点放松自己的事。

你不应该：

◆ 在卧室看电视或使用电脑。
◆ 睡觉前与人争执。
◆ 睡觉前太饿或是太饱。
◆ 白天小睡超过 20 分钟。

身边的科学

随着年龄增长,我们的睡眠时间减少,快速眼动睡眠时间也减少了。老年人常常在夜里醒来,自然就变成了早起的鸟儿,早上很早就起床了。

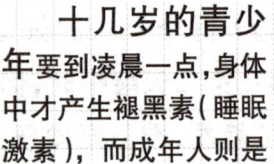

十几岁的青少年要到凌晨一点,身体中才产生褪黑素(睡眠激素),而成年人则是晚上10点开始产生,这便是青少年很难早睡的原因。但他们仍然需要8~9小时的睡眠时间,如果必须很早去学校上学,毫无疑问就会睡眠不足,这便是他们需要在周末补觉的原因!

阿尔伯特·爱因斯坦总是一夜睡10小时。有一次,他梦见自己乘雪橇迅速滑下高山。醒来后,这个梦帮助他创立了相对论,这个理论描述物体运动达到光速后所产生的结果。

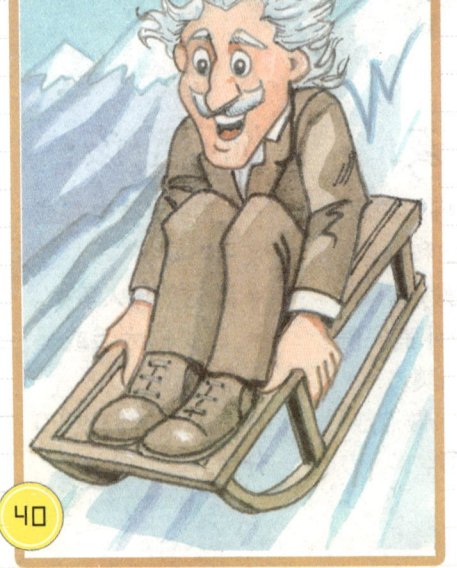

奇妙的睡眠
You Wouldn't Want to Live Without Sleep!

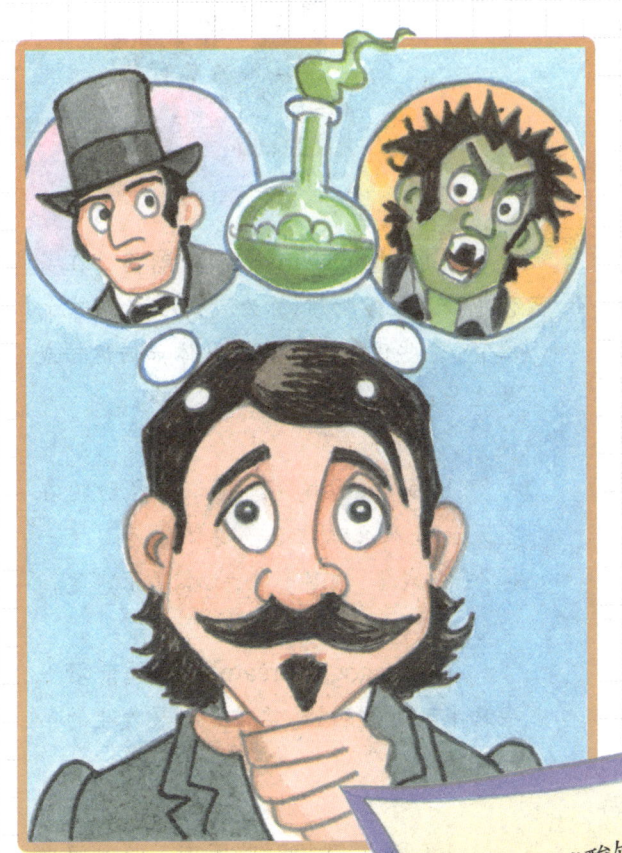

很多艺术家和作家也曾从梦境中得到灵感。英国小说家罗伯特·路易斯·斯蒂文森幼年时常常做噩梦。成年后,他依据那些梦境创作出著名的恐怖小说《化身博士》。

重要提示!

碳酸饮料含有咖啡因,例如可乐、冰茶或能量饮料便是如此,它们所含的咖啡因常常与半杯咖啡相等。下午大约5点后就坚持只喝水或是牛奶,这能保证你安睡整晚。

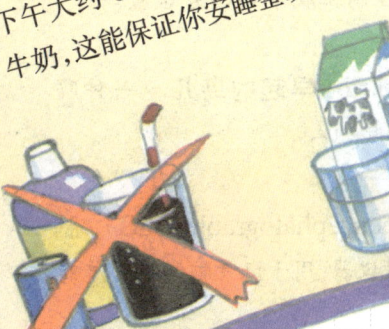

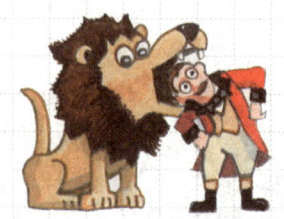

术语表

Ammonia 氨 一种散发恶臭的物质,用于使人清醒。

Ancestor 祖先 家族中以前逝去的人。

Body clock 生物钟 身体中的自然系统,控制你睡觉和吃饭的时间。

Caffeine 咖啡因 在茶叶和咖啡豆中发现的自然化学物质,可以提神。

Circadian rhythm 昼夜节律 一种科学术语,用来描述24小时内睡觉与清醒的周期。

Diabetes 糖尿病 一种疾病,患者的身体不能控制血液中的糖分含量。

Early bird 早起的鸟儿 一种昵称,指早睡早起的人。

Electroencephalograph(EEG) 脑电图仪 一种仪器,用于记录脑细胞交流时的脑电活动。

Glands Organs 腺体器官 在身体中释放化学物质(称为激素)到血液中的器官。这些化学物质告诉身体如何运转或是生长,也能帮助身体抵抗疾病。

Hibernation 冬眠 有些动物在冬天会进入沉睡状态。身体像停工了一样:呼吸减缓,体温下降,仅略高于零度。

Hypnagogic dreaming 睡前梦 半睡半醒时做的梦,常常是早晨发生的第一件事。

Jet lag 飞机时差反应 长时间坐飞机跨越时区所产生的困倦或不舒适感。

Lucid dream 清醒梦 能意识到自己在做梦的任何梦境。

Melatonin 褪黑素 夜晚身体释放的一种催眠化学物质。

Microsleep 微睡眠 很短的打盹，时间从几秒到几分钟不等。

Mucus 黏液 耳朵、鼻子或喉咙等身体部位产生的黏滑物质。

NASA（National Aeronautics and Space Administration） 美国国家航空航天局 美国航天机构，做过的最著名之事是将宇航员首次送上月球。

Nerve cells 神经细胞 神经系统的细胞，为大脑和身体各部位之间传递信息。

Nightmare 噩梦 糟糕或恐怖的梦。

Night owl 夜猫子 一种昵称，指晚睡晚起的人。

Power nap 有效的打盹 很短的睡眠，有助于人们焕发精神。

Rapid Eye Movement（REM） 快速眼动睡眠 睡眠周期的一部分，在这个阶段，眼球在眼睑下快速转动，人们还常常会做梦。

Safety coffin 安全棺材 19世纪建造的一种特别棺材，里面装有报警系统，以便误被活埋的人苏醒后可以呼救。

Sleep deprivation 睡眠缺乏 睡眠时间不够。

Sleep paralysis 睡眠麻痹 大脑中的化学物质使人的肌肉僵硬或麻痹，时间从几秒到几分钟不等。

Sleepwalking 梦游症 在睡觉时走路、吃东西或有其他奇怪举动。

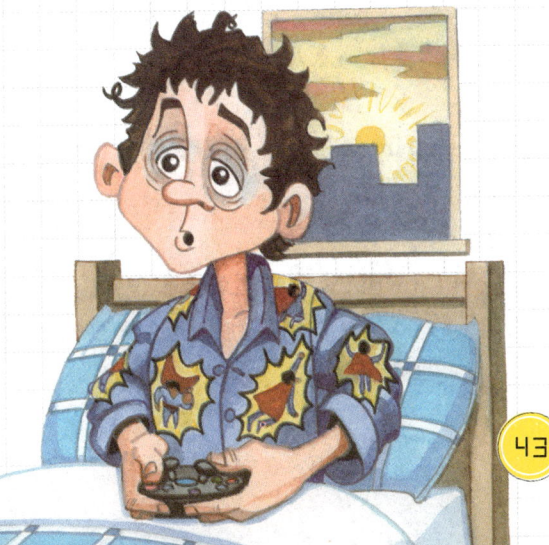

常用睡眠短语

Sleepyhead 瞌睡虫 需要睡觉的疲乏之人。

Sleep like a log 睡得像死猪一样 比喻睡得很沉。

40 winks 打盹 很短的睡眠。

Nodding off 垂头打瞌睡 如果你身体坐直着睡觉，随着颈部肌肉放松，头就会低垂，然后大脑会让你苏醒，头又会抬起来。

Rise and shine 起床喜洋洋 从睡眠中醒过来后感觉开心快乐。

Sleep a wink 合眼 如果你没有合眼，意味着你一点儿都没睡。

Sleep like a baby 睡得像婴儿 睡得很好。

Hit the hay 倒在稻草上 俚语，指上床睡觉。在20世纪早期，很多床垫仍然是用稻草做填充物。

Good night, sleep tight, don't let the bedbugs bite! 晚安，美美睡一觉，不要让臭虫咬！ 臭虫是很小的昆虫，喜欢咬入睡之人和动物的皮肤。据说，短语"美美睡一觉"起源于床垫是由绳子支撑的时候，那时绳子需要绷得紧紧的（英语单词tight的意思为"绷紧的"），这样床铺才会有弹性。

Early to bed, early to rise, keeps a man healthy, wealthy and wise. 早睡早起，使人健康、富裕又聪明 传统谚语。

Clinomania 恋床癖 科学术语，指那些想整天待在床上的人。

The scratcher 痒痒挠 爱尔兰人对床的常用称呼。在以前，人们晚上睡觉时常常被床上的臭虫咬，醒过来时要在身上挠痒痒。

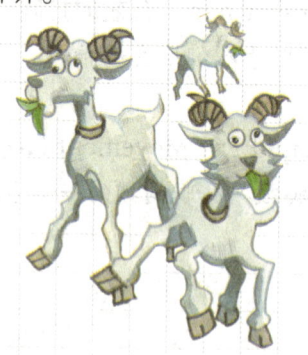

几大睡眠神话及传说

墨菲斯和佛贝托尔 古希腊人认为墨菲斯是睡神修普诺斯之子，他会进入人们的梦境，传达主神宙斯以及诸神的旨意。他的弟弟佛贝托尔则会给人带来噩梦。

睡美人 因为受到女巫诅咒，有位公主在被纺锤刺了一下手指后陷入沉睡。100年以后，终于来了一位王子。他亲吻了她，公主便醒过来了。

瑞普·凡·温克尔 有很多古老传说都讲述传奇人物睡了数百年，他们睡觉的地方常常是在偏僻的山洞里。美国作家华盛顿·欧文就写过这样一篇著名小说。瑞普·凡·温克尔在山中睡了20年，等他醒过来回到家，发现孩子已经长大成人，而他位于纽约的家已经属于一个新国家——美利坚合众国。

睡仙 据民间传说，睡仙是温柔的睡梦精灵，他往孩子眼里撒沙子使他们入睡，并带往梦乡：那沙子便是每天早晨我们眼角发现的"睡尘"。

貘 在日本传说中，貘是长得像猪一样的动物精灵，口鼻部很长。它会半夜到人们家里去，吃掉他们睡觉时做的噩梦，保护他们不被困扰！

恶魔玛拉（Mara） 在德国传说中，恶魔玛拉是你睡觉时坐在你家衣柜上的邪恶精灵，把你的各种梦都变成噩梦。事实上，Mara这个德语单词在英语中的对等语是"mare"（引起梦魇的魔鬼），英语单词"nightmare"（噩梦）就源于mare这个词。

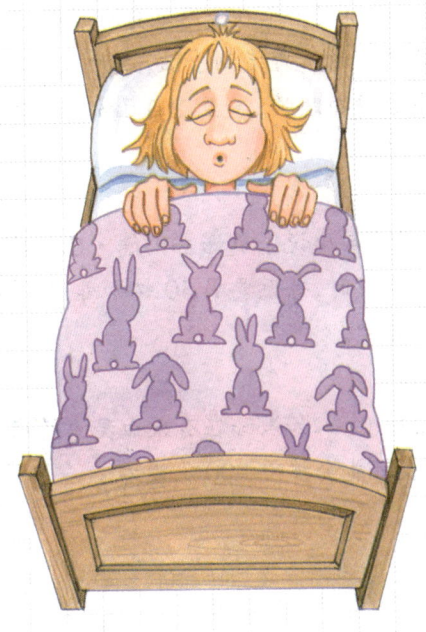

你知道吗?

◎不睡觉的最长时间记录是18天21小时40分钟,是有人在摇椅上连续不断晃动产生的。

◎大象在非快速眼动睡眠阶段是站着的,但在快速眼动睡眠阶段则会躺下。

◎在抚育新生儿成长的第一年里,父母通常会失去400~750小时的睡眠时间。

◎数字闹钟发出的微弱光线就足以打乱我们的睡眠周期。

◎要确定一个人是不是真的醒着,只有依靠严密的医疗检测手段,因为我们可以睁着眼睛打瞌睡,甚至连自己都意识不到这一点。

◎法国小说家奥诺雷·德·巴尔扎克创作小说时,每天要喝50杯咖啡,几乎一直不睡觉。

◎一个人如果睡在有吸血臭虫的床上,一夜可能会被咬500次左右。

◎床上的任何地方都有可能出现尘螨,数量可以在10万至1000万不等。它们靠吃人身上死亡的皮肤细胞为生。

◎据说英国前首相温斯顿·丘吉尔每天要睡到午餐时间,只有国家危机出现才能使他提前起床!

◎世界上最昂贵的床名叫"Baldacchino Supreme",造价630万美元,床上使用了90千克黄金作装饰。这样的床世界上只有2张。

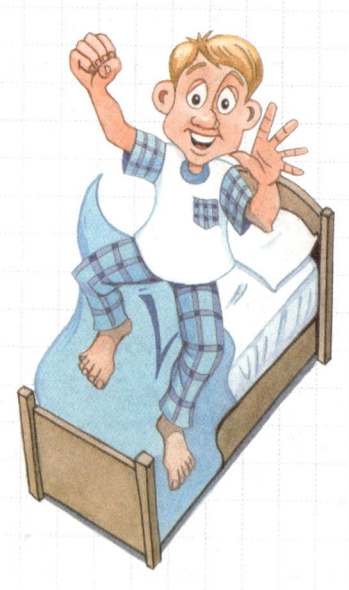

哎哟！疼

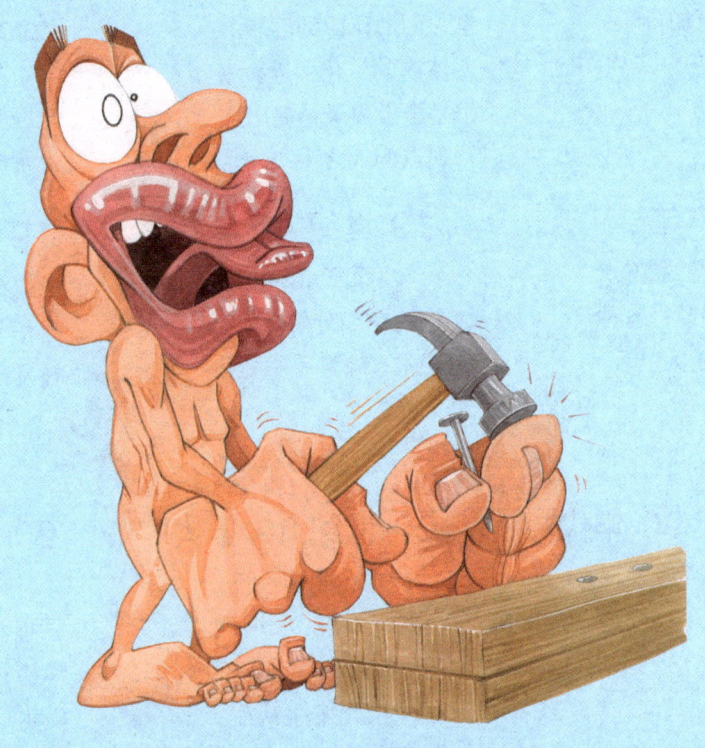

疼痛大事年表

约公元前 4000 年
中东地区的农民已经发现罂粟的止痛功效。

约公元前 1300 年
古代中国人发明针灸。

约公元前 400 年
古希腊名医希波克拉底提出,疼痛是人体内四种体液失衡的结果。他的这套理论直到 1600 年前后都还被视为真理。

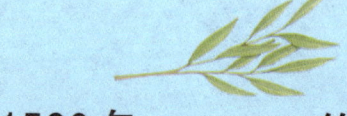

约 1500 年
欧洲的医生开始解剖人体,更加科学地研究疼痛。

约 1000 年
穆斯林医学家伊本·西那认识到疼痛由人体内的变化引起。他也是全世界最早提出这一观点的人之一。

公元前 300—公元 1500 年
古罗马人和基督教医生都相信疼痛是上帝施加的惩罚。

1637 年
法国哲学家笛卡尔认为,是神经将各种感觉传递给了大脑。

19 世纪 40 年代
麻醉药的问世首次让孕妇分娩、牙科手术、外科手术变得无痛。

19 世纪 80 年代
神经元(传递疼痛信号的神经细胞)被发现。

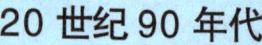
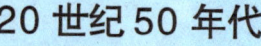

20 世纪 90 年代
美国科学家发现男女对疼痛的感受是不一样的。

20 世纪 80 年代
中美两国研究人员共同发现,长时间的疼痛会引起脑内部分神经元发生病变,导致痛感加剧。

20 世纪 50 年代
美国科学家证明,思想和情绪也会影响疼痛,疼痛并不仅仅是由生理原因引起的。

2007 年
科学家利用脑部扫描仪来更好地研究大脑如何处理疼痛信号。

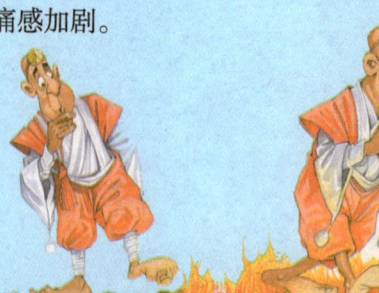

不可忽视的痛！

有些疼痛可能是重病或重伤的信号。例如：

◆ 摔倒或者发生事故之后感到剧痛；
◆ 手脚疼痛、乏力、麻木；
◆ 胸口痛，痛感扩散至手臂和喉咙；
◆ 严重头痛，伴随脖子僵硬、肌肤红疹、光线过敏等症状；
◆ 严重胃痛。

请千万记住，写这本书的人可不是医生！

书里的文字和图片只为丰富你的知识，满足你对科学的好奇，并不是专业的医疗建议。如果你身上哪里很痛，让你感到担心，我们还是建议你去找医生、护士等专业人士咨询吧！

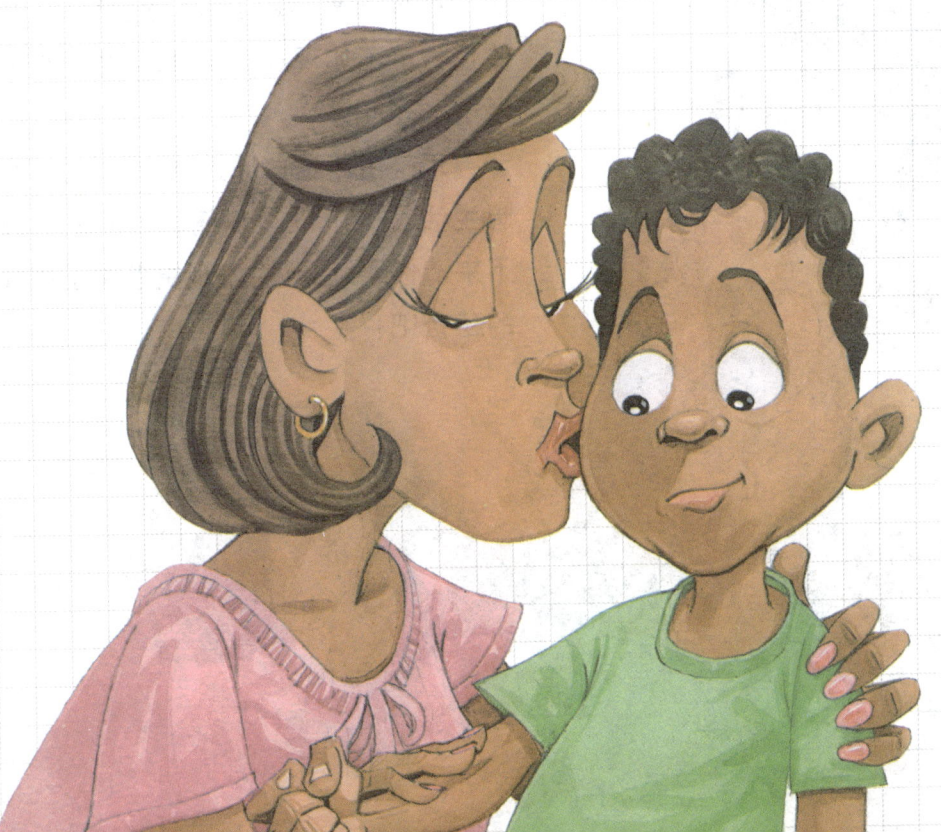

导 读

想象自己生活在一个无痛的世界：在那里，你不会感觉头痛、胃痛、牙痛，无论是摸到烫的东西，不小心划伤了自己，还是摔了跤，你都没有一丝感觉。

一个没有疼痛的世界听起来很美好，其实却很可怕！为什么呢？因为疼痛的存在是有原因的。假如你不小心弄伤了自己却没发现，你可能就不会及时处理伤口，伤口便极有可能发生感染，让你在不知不觉中患上疾病。要是疼痛真的不存在，我们的生活就会危机四伏。这样一来，我们的寿命会缩短，身体也肯定不如现在健康，情绪也会变得低落。

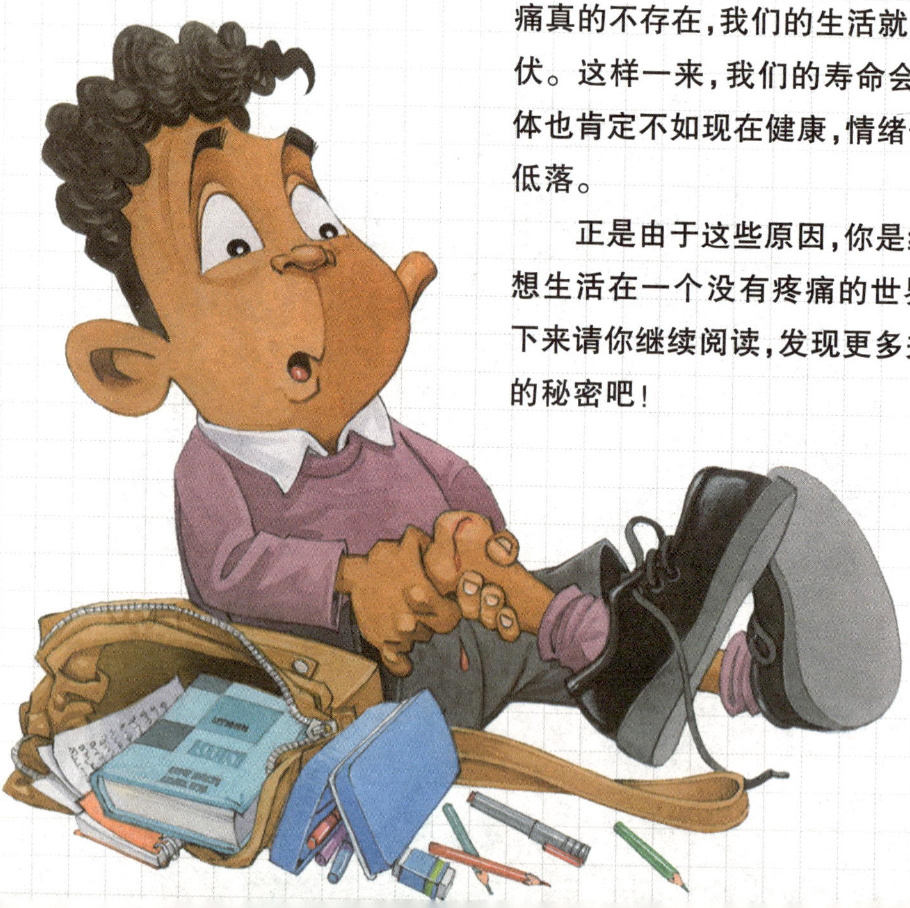

正是由于这些原因，你是绝对不会想生活在一个没有疼痛的世界的。接下来请你继续阅读，发现更多关于疼痛的秘密吧！

无处不在的痛

痛是生活的一部分,几乎人人都体会过疼痛的滋味。痛的类型多种多样:既可以轻微而短暂,也可以严重而持久;既可以是突发剧痛,也可以是隐隐作痛;既可以是胀痛、刺痛、酸痛,也可以是闷痛、灼痛、绞痛。导致疼痛的原因同样五花八门——大到事故、疾病,小到蚊虫叮咬,都能引起疼痛。但其实,绝大多数的疼痛发生在日常生活中。全球几十亿人只要稍加注意,生活中就能少去很多不必要的痛!

四肢压伤或者骨头断裂的时候,人体会感觉到一种剧烈的疼痛,这种疼痛能引发呕吐。

刺痛。碰到受损的神经,例如牙齿里的神经,会引发灼烧般的刺痛,给人的感觉就像触电了一样!

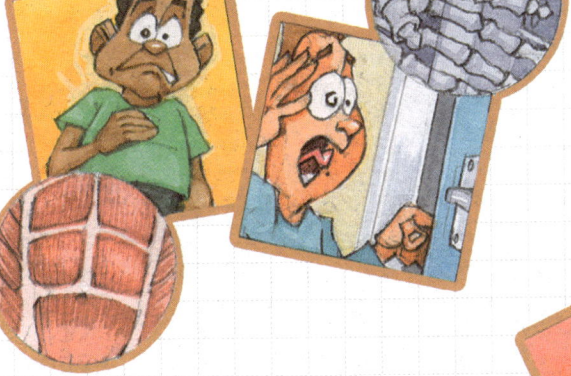

体内问题可以引发严重的钝痛,痛感能扩散至身体大片区域。

奇怪的痛。有时,我们身上明明是这个部位痛,却在别的部位感觉到了痛。这是因为疼痛信号在传递到我们大脑的过程中会时而发生混淆。

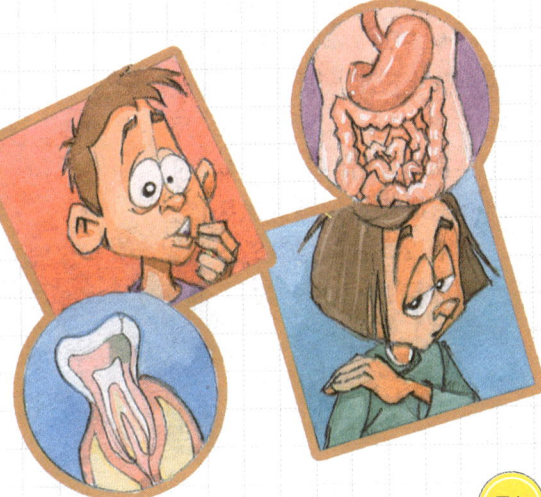

疼痛虽小，问题不小

很多日常疼痛，也许看起来微不足道，你会觉得不值一提，但我们并不能对它们掉以轻心！

◆ 2009 年，美国近半数成年人声称，疼痛已经影响到自己的工作和生活。

◆ 2009 年，4200 万美国人声称自己有睡梦中被痛醒的经历。

◆ 2013 年，日常疼痛造成英国上班族成批请假，耽误的工作时间合计达 3100 万天！其中，腰背痛、脖子痛、肌肉痛是最常见的请假原因。

◆ 2013 年，英国上班族请病假的天数比美国人多出一倍。

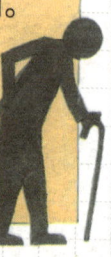

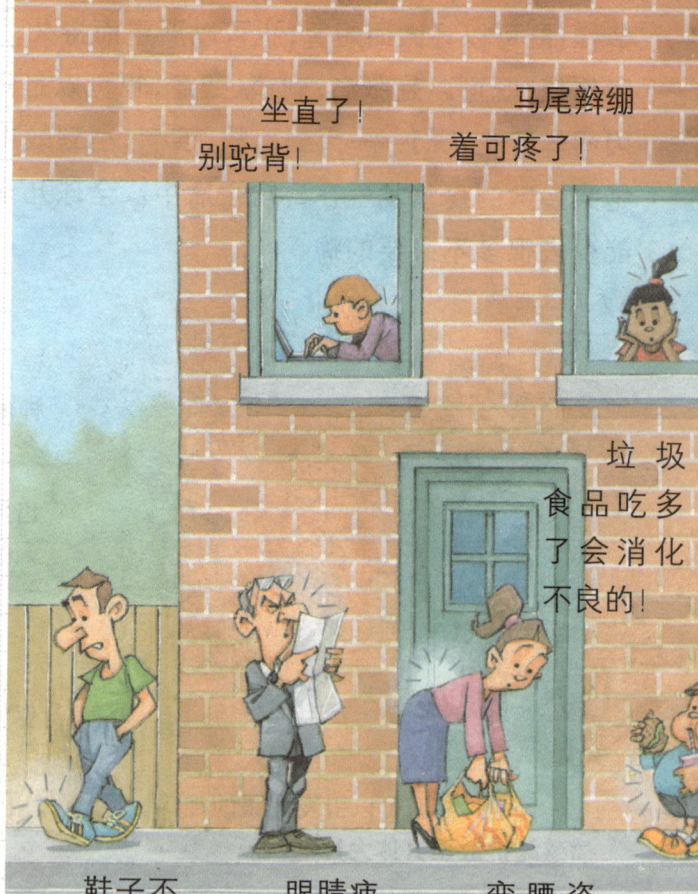

坐直了！别驼背！

马尾辫绷着可疼了！

垃圾食品吃多了会消化不良的！

鞋子不合脚，真是痛得要命！

眼睛疲劳？该换眼镜啦！

弯腰姿势不当，容易闪到腰哦。

哎哟！疼
You Wouldn't Want to Live Without Pain!

手指酸痛？打字打多了吧！

别做"周末战士"！英语里把周一至周五不锻炼，却在周末剧烈运动的人叫作"周末战士"。这类人常常一不小心就伤筋动骨、拉伤肌肉，遭受剧痛。

重要提示！

牛仔裤后兜塞了颗大核桃，硌死我了！

搬重物时要小心！

注意节奏！防止运动受伤！

压力"山"大！肌肉又僵又痛！

痛的过去

生活在远古时代的人们会发现，生活中充满了痛苦。那时，医生、护士和医院诊所可没有今天那么多，当时的人也买不到安全廉价的止痛药。他们甚至只能相信疼痛是自己的过错——英语里疼痛一词"pain"源于古罗马，本意是由命运、自然、神明施加的"惩罚"。几千年后的今天，我们对疼痛已经有了新的认识。科学家们已经发现，疼痛是在人体受伤害和发生紊乱时产生的，并不是由外力凭空施加给人体的。

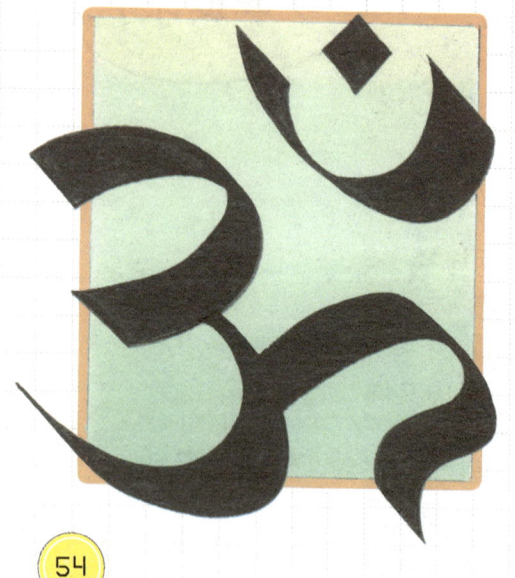

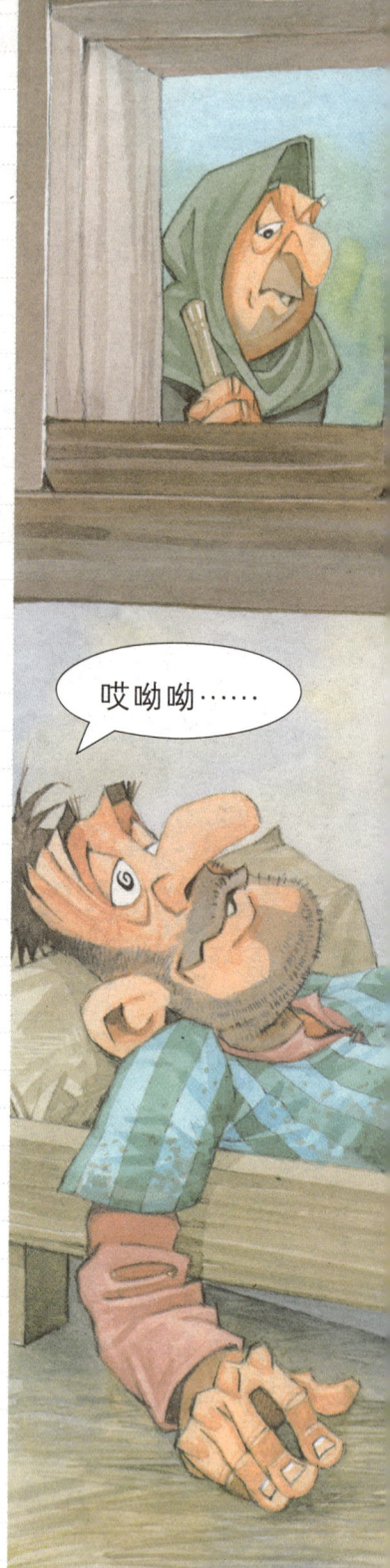

哎哟哟……

不是不报，时候未到。古代的印度教徒相信因果报应，即善有善报，恶有恶报。还有很多其他相似的说法，如"种瓜得瓜，种豆得豆"。

哎哟！疼
You Wouldn't Want to Live Without Pain!

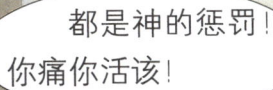

都是神的惩罚！
你痛你活该！

一切源于心。
古希腊哲学家柏拉图认为，疼痛并非神明的惩罚，而是"灵魂的激情"。他宣称这种激情是由心灵感受到的，而非身体感受到的。

疼痛仪。
法国科学家笛卡尔在他1664年出版的著作中说：疼痛是一个过程，是人体内一系列传递感觉的运动。他对自己的理论做了生动的阐述："想象有一只手牵着一根连着大脑的线，如果这只手被锤子砸到，手上的痛感就会引起绳子震动，震动再沿着绳子传递，摇响大脑中的铃铛。"

身边的科学

千百年来,世界各国都曾用疼痛来折磨囚徒和处罚犯人。然而,1791年出台的《美国宪法第八修正案》宣布"禁止处以残酷和非常的刑罚",为各国政府开了一个好的先例。

原来如此!

了不起的医生。 穆斯林医学家伊本·西那(980—1037)认识到,疼痛由身体受伤或染病引起。他也是全世界最早提出这一观点的人士之一。

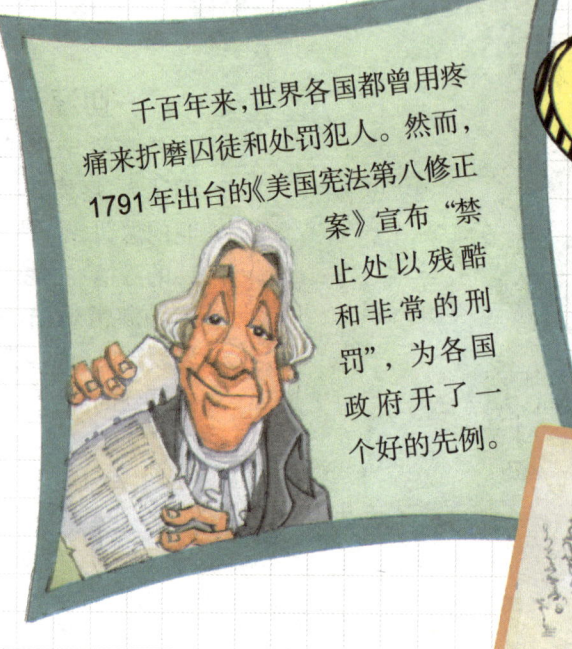

痛的路径

你是不是经常说"痛死我了!"这句话呢?你知道疼痛是什么滋味,可你懂得疼痛是怎么产生的吗?疼痛产生的原理其实跟我们的 5 种感觉之一——触觉相似(另外 4 种感觉是视觉、听觉、嗅觉和味觉)。神经元一旦被冷热、压力、损伤和疾病激活,我们就会有痛觉——神经元会发出电信号,信号沿着神经传递至脊髓,再顺着脊髓上行抵达大脑。大脑接收并识别这些信号,我们便会感到疼痛了。

神经系统。 人体神经系统包括大脑、脊髓和遍布全身的神经。要是没有了神经系统,我们就看不见、听不到、闻不到、吃不香,也自然感觉不到疼痛。

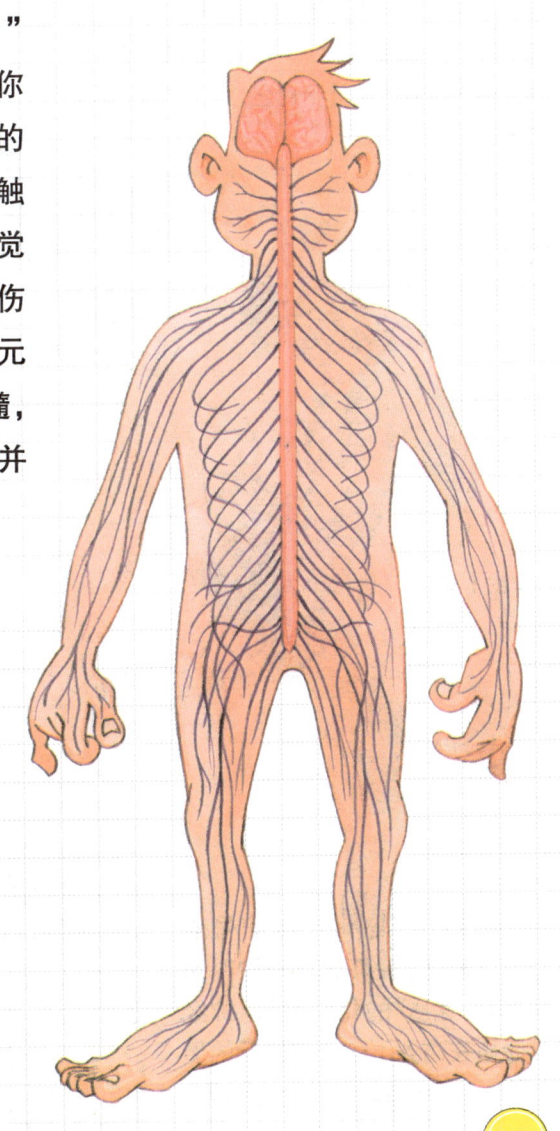

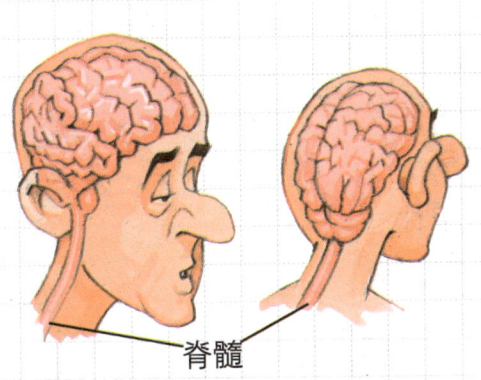

脊髓

身边的科学

神经系统由不计其数的细胞构成，这些细胞被称为"神经元"。每个神经元都含有树突和轴突——树突相当于一个传感器，而轴突则连通着脊髓。

正常成年人身体中的神经纤维总长可达 14.5 千米。大脑中神经元的数量达 1000 亿，突触数量达 100 万亿。神经元传递电信号的时速可达 400 千米呢！

你也能行！

← 树突

← 电信号

神经元中心

相互连接。两个神经元相接的接点叫作"突触"。每个神经元都能与其他多个神经元相连，构建成一张庞大的网络。

轴信号 →

突触 →

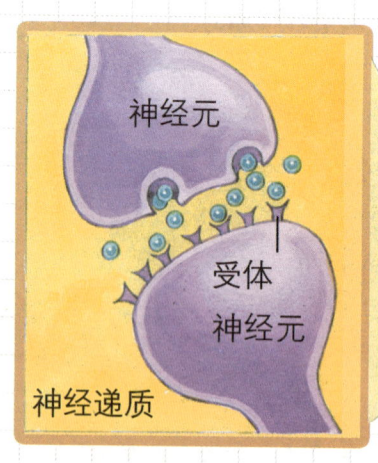
神经元 / 受体 / 神经元 / 神经递质

当心缝隙！ 电信号通过突触时，会转化成一种叫作"神经递质"的化学物质。神经递质在碰到下一个神经元的受体时，又会重新转化为电信号。

痛而不同

我们已经知道,神经元能传递疼痛信号,那我们又是靠什么来区分温柔的抚摸和恶狠狠的拳头呢?答案是不同种类的神经元。有些神经元只在感受到轻微压力时发出信号,令我们感到愉悦;另一些神经元只对突发的剧烈感受有反应,这就会让我们感到疼痛。那么,问题又来了:为什么手指划破一个小口会那么痛呢?这是因为树突(神经末梢)在人体内的分布是不均匀的,而树突分布最密集的地方就是我们的嘴唇和指尖!

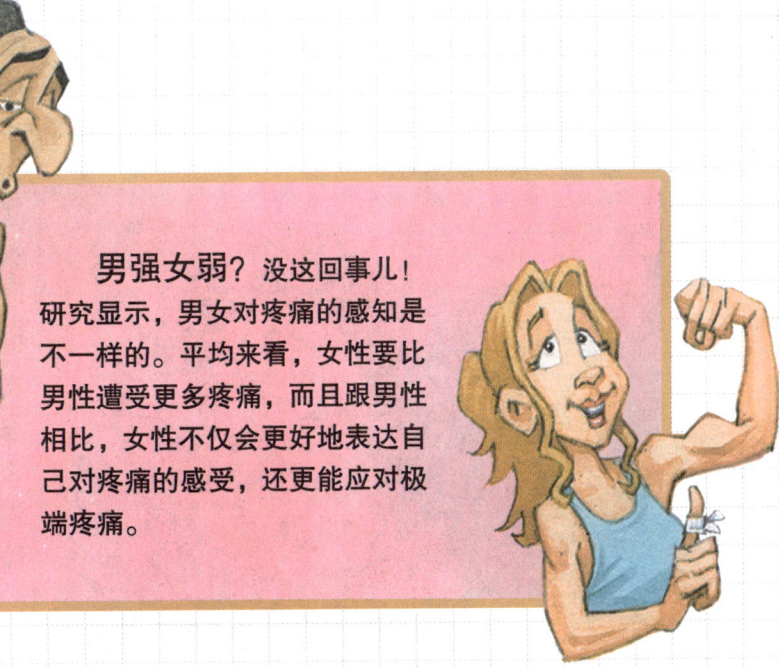

男强女弱? 没这回事儿!研究显示,男女对疼痛的感知是不一样的。平均来看,女性要比男性遭受更多疼痛,而且跟男性相比,女性不仅会更好地表达自己对疼痛的感受,还更能应对极端疼痛。

神经纤维的分工

轻柔的触感。 A类β*纤维很容易被激活,负责传递由轻挠等温柔的触碰所产生的电信号。

*编注:β(beta),希腊字母,读"贝塔"。

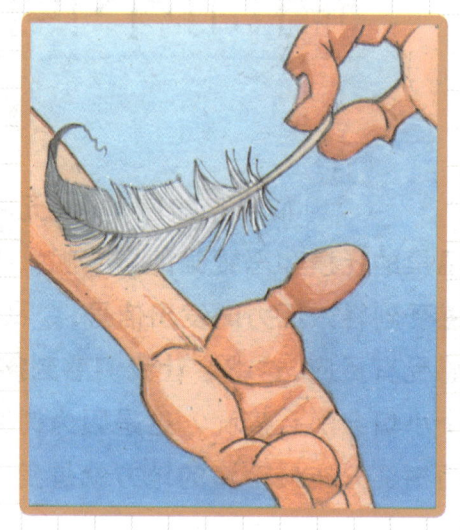

烫到了! A类δ*纤维负责感受热量和突发的剧烈运动,能传递由剧烈高温等产生的疼痛信号。

*编注:δ(delta),希腊字母,读"德尔塔"。

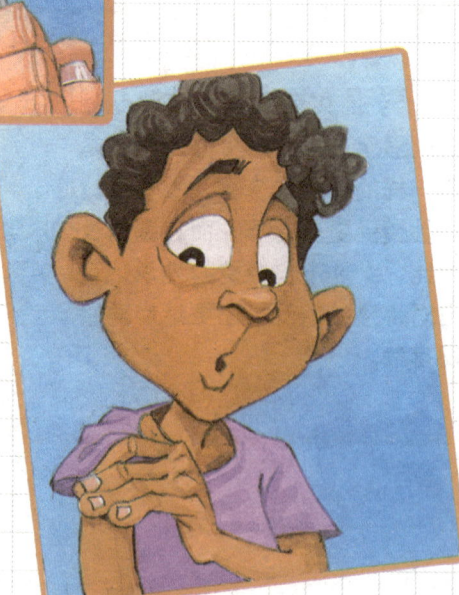

持续的痛感。 C类纤维负责传递由有害物质、高温、压力等产生的信号,但它们传输的速度很慢。这正是为什么瘀伤等疼痛会持续很久。

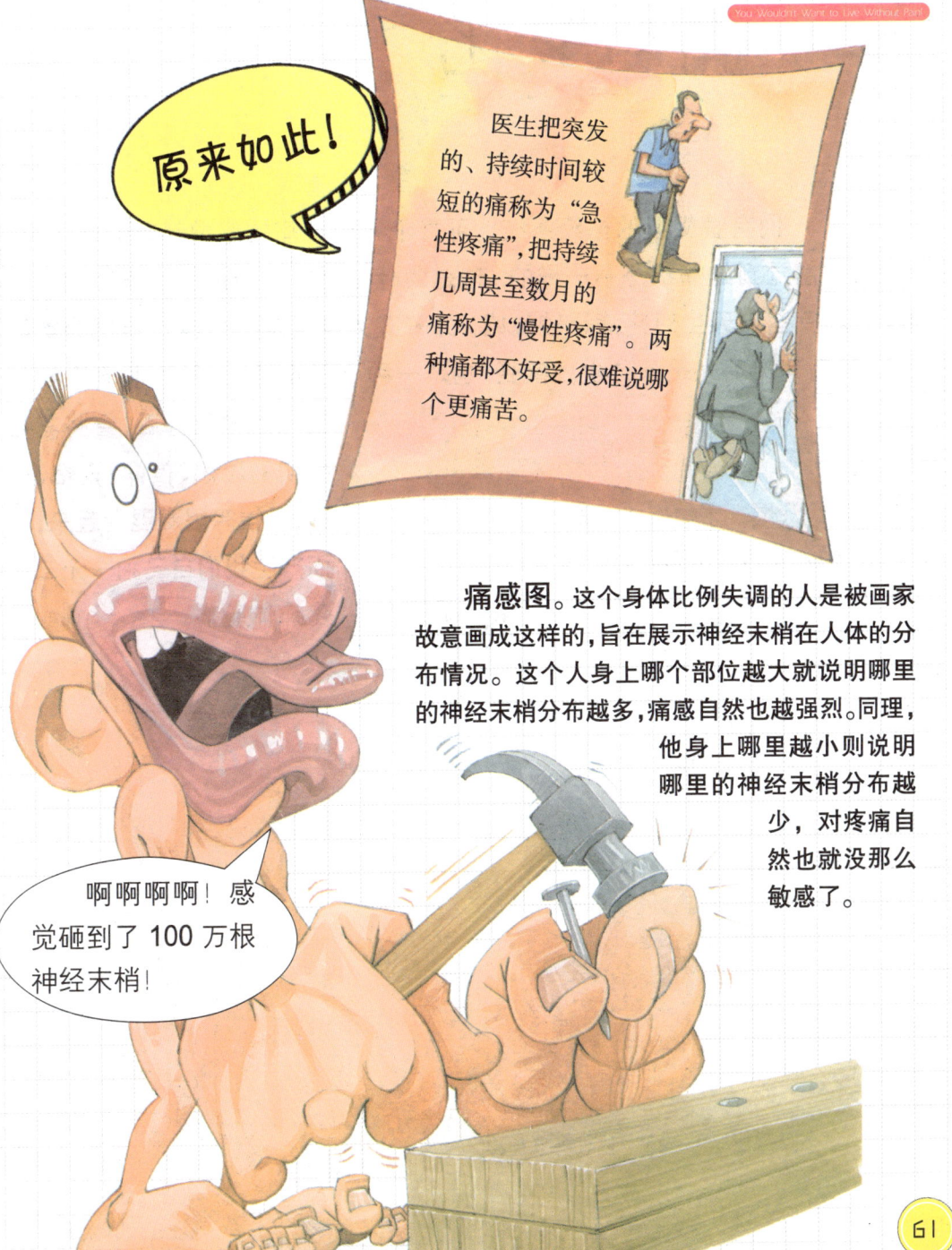

痛与文化

我们有着相似的神经系统,可每个人对疼痛的感觉都有些许差异,你、我、他感觉到的痛都是不一样的。这是为什么呢?部分原因在于我们身体的构造。有些人天生对疼痛比较敏感,另一些人则没那么敏感。但更为重要的是,疼痛其实不光是一种生理感受,也是一种心理感觉。大脑在收到来自神经元的电信号后,会将其与我们的思想、信仰、记忆、愿望、恐惧等因素混合起来,从而产生我们自己独一无二的疼痛体验。

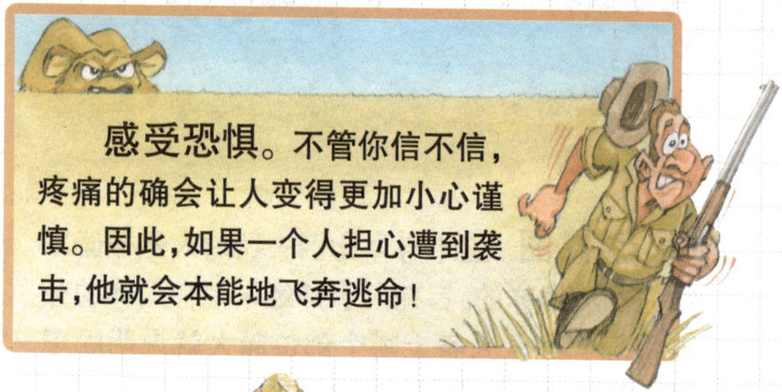

感受恐惧。 不管你信不信,疼痛的确会让人变得更加小心谨慎。因此,如果一个人担心遭到袭击,他就会本能地飞奔逃命!

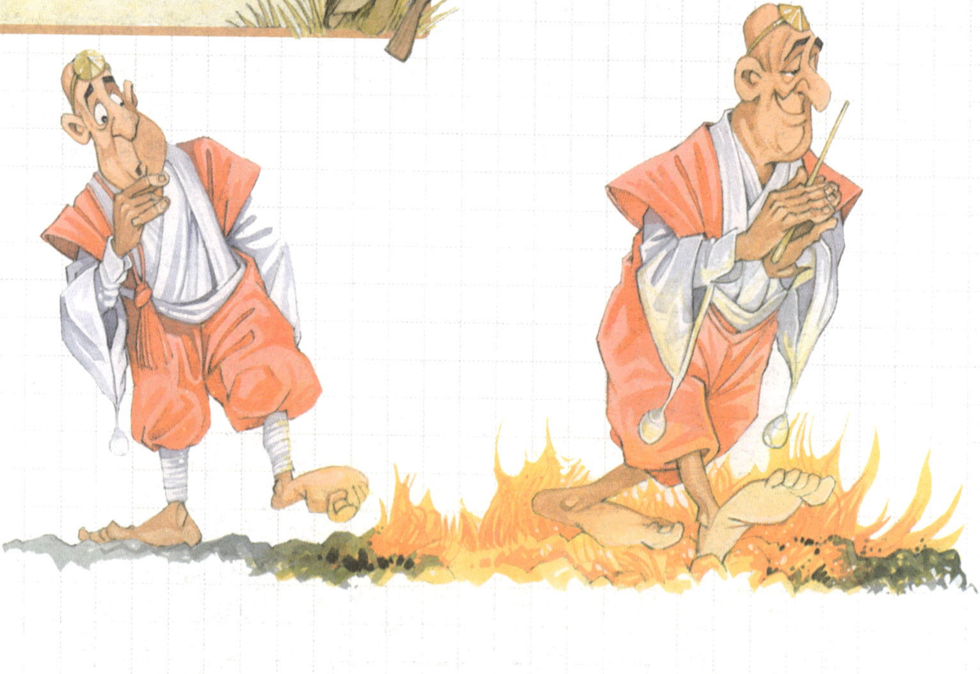

利用精神力量战胜具体问题

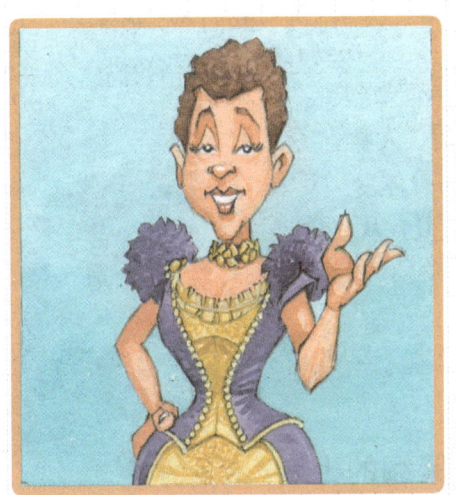

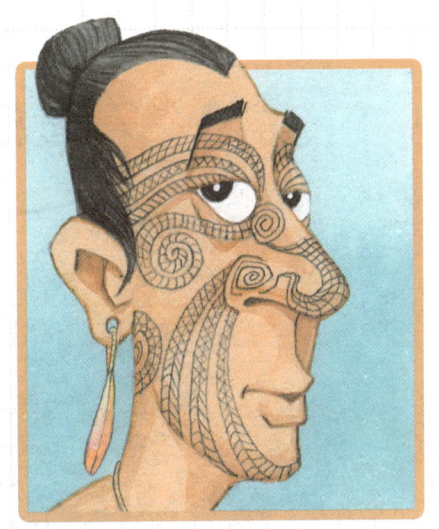

别致的"妆"。许多人为了美化自己的皮肤宁可忍受巨大的痛苦。在新西兰毛利人的眼里,脸上的刺青是等级和权利的象征。

旧时欧洲的贵族小姐会穿上紧得令人疼痛的束腰,让自己的腰显得更细。她们说:"为了美丽,我们宁愿遭罪!"

隐士们放弃尘世间的安逸,心甘情愿地忍受饥寒和疼痛,只为让自己感觉离上天更近。

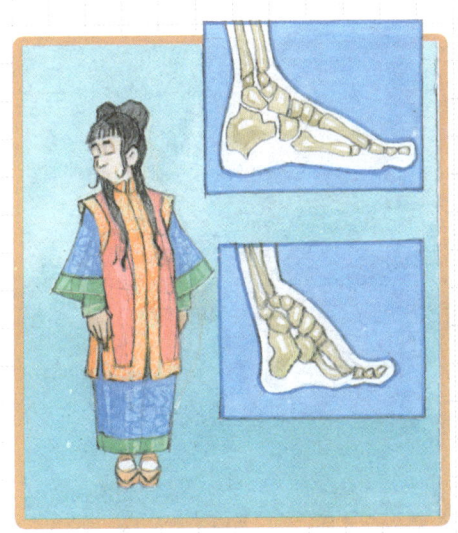

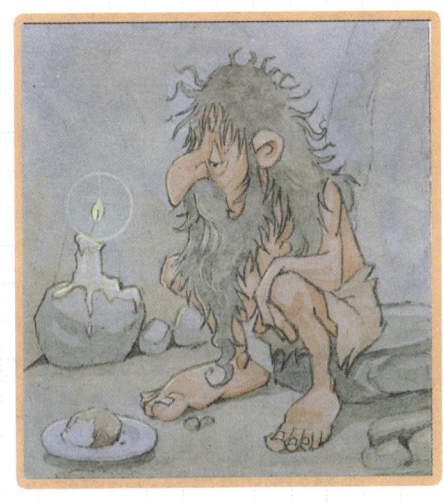

三寸金莲。古时候,中国的母亲会给女儿裹脚。她们用布把孩子的双脚缠起来,强行扭曲足部的关节,以塑造出"三寸金莲"般的小脚。这项令女性痛苦万分的旧俗直到1912年才被废除。

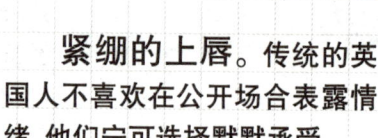

"心碎了"这个说法可是有科学依据的哦！爱、恨以及其他情绪都可能引起生理上的疼痛。我们常会说"急出病了""悲伤到心碎——"当我们感受到某种强烈的情绪，大脑就会给身体发送电信号，从而导致疼痛。

紧绷的上唇。 传统的英国人不喜欢在公开场合表露情绪，他们宁可选择默默承受。

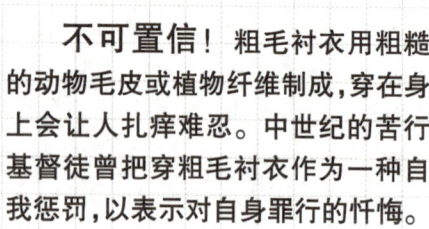

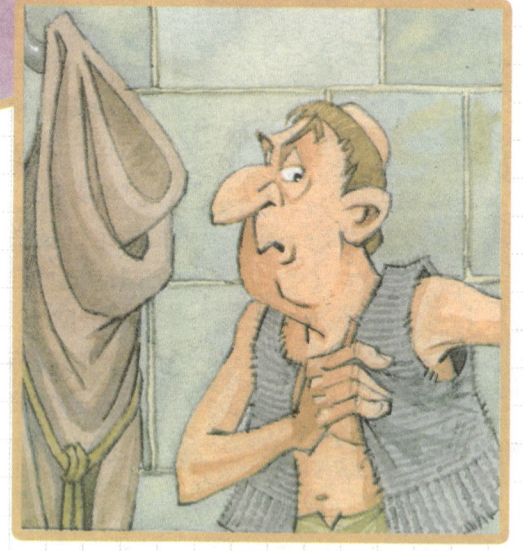

不可置信！ 粗毛衬衣用粗糙的动物毛皮或植物纤维制成，穿在身上会让人扎痒难忍。中世纪的苦行基督徒曾把穿粗毛衬衣作为一种自我惩罚，以表示对自身罪行的忏悔。

无脑=无痛?

作为人类的一员,你能思考、推理,从个人经历中吸取经验,用语言表达思想和情感,这一切都归功于我们强大的大脑和敏捷的神经。其他生物的神经系统虽然没有人类的复杂和发达,但它们能不能感觉到痛呢?如果能,它们的痛又是如何发生的?它们受了伤会痛吗?它们怕不怕痛呢?直到今天,科学家们尚未搜集到足够的证据来得出结论,但他们仍在为解答这些问题而努力。

婴儿会痛吗? 在20世纪以前,医生一度以为婴儿没有痛感,理由是婴儿的神经系统尚未发育完全。

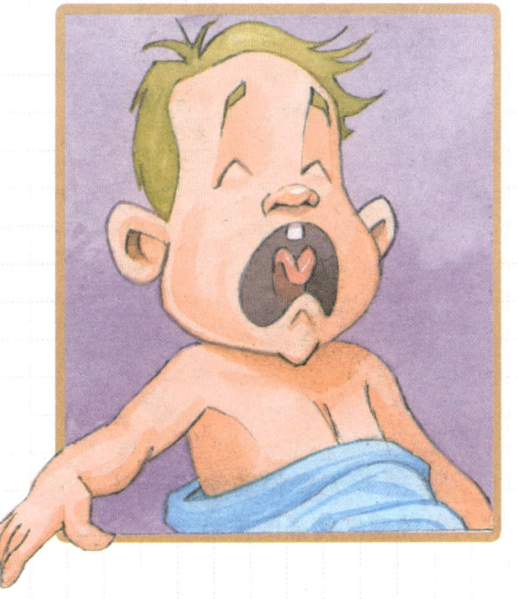

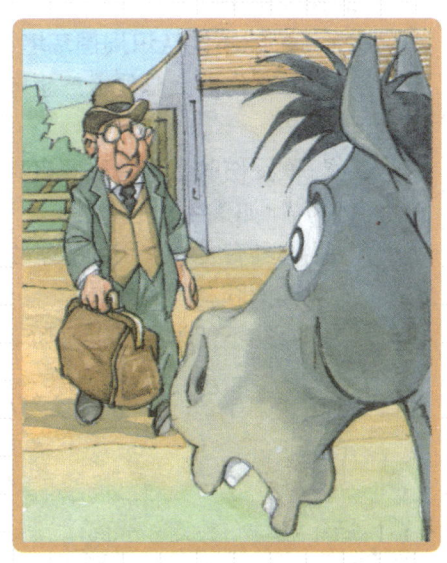

有苦说不出? 很多动物没法用声音表达它们的疼痛,以致人们一度以为它们感觉不到疼痛。

身边的科学

跟人类一样，鱼类也有着可以传递疼痛信号的神经。一些科学家认为，鱼的大脑没法识别这些信号，鱼也因此感受不到疼痛。另一些科学家则持不同意见。

要看一种生物是否具有痛感，科学家通常会关注以下这些指标：

◆ 有没有带疼痛传感器的神经系统；

◆ 能不能认识周围环境；

◆ 受伤时大脑能否产生电信号；

◆ 受伤时会不会改变自身行为，比如逃生；

◆ 具有止痛作用的化学物质对其大脑有没有影响；

◆ 能不能学会躲避危险。

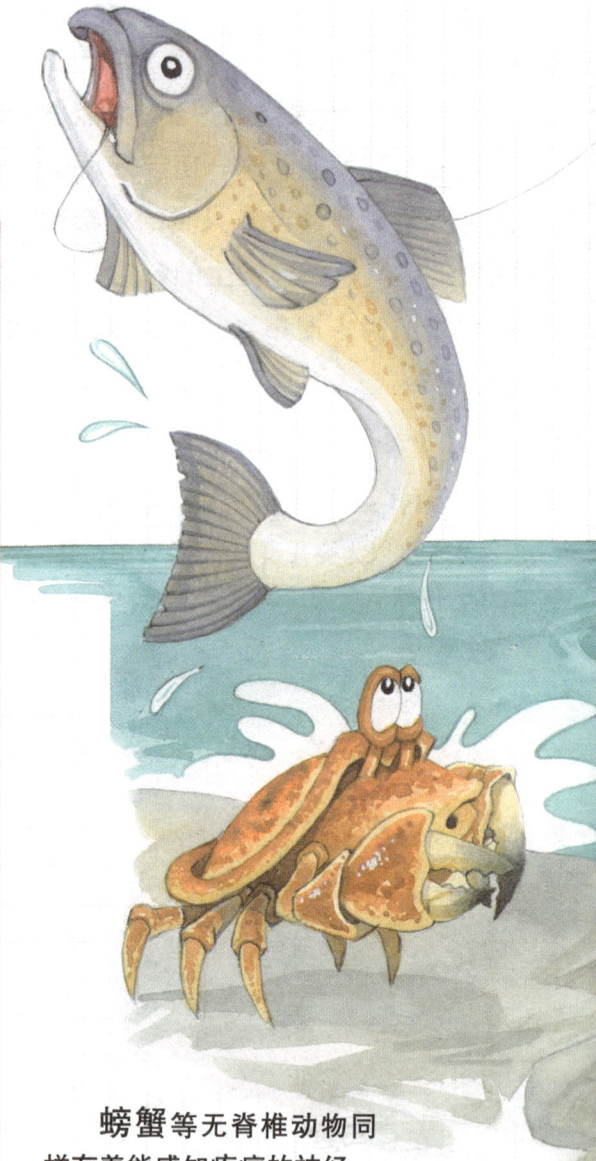

螃蟹等无脊椎动物同样有着能感知疼痛的神经。

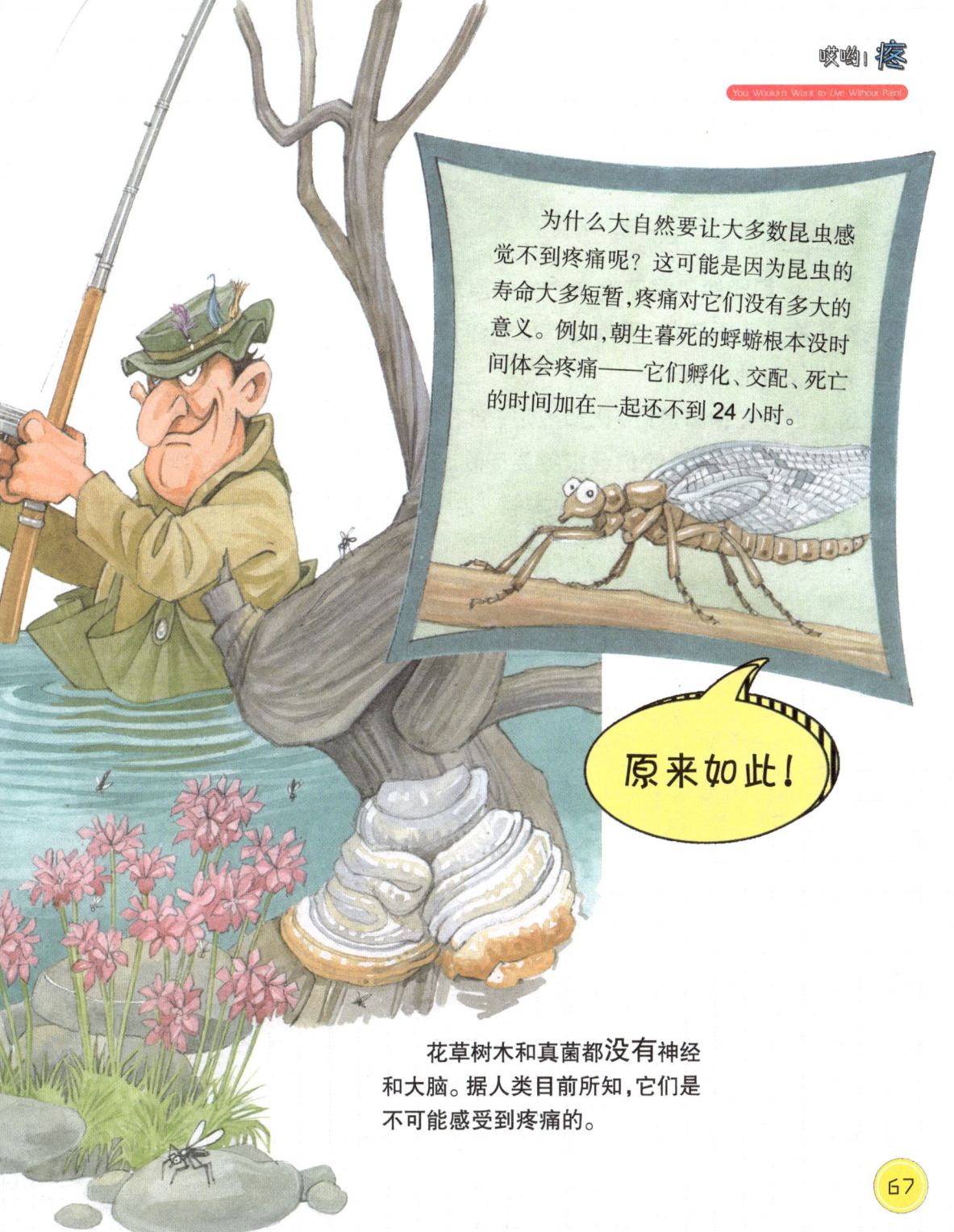

哎哟!疼
You Wouldn't Want to Live Without Pain!

为什么大自然要让大多数昆虫感觉不到疼痛呢？这可能是因为昆虫的寿命大多短暂，疼痛对它们没有多大的意义。例如，朝生暮死的蜉蝣根本没时间体会疼痛——它们孵化、交配、死亡的时间加在一起还不到 24 小时。

原来如此！

花草树木和真菌都没有神经和大脑。据人类目前所知，它们是不可能感受到疼痛的。

痛的作用

我们既然了解了疼痛产生的原理,是不是该问一问我们为什么需要它呢?答案其实很简单,因为疼痛能让我们生活得更安全,它能警示和保护我们人类以及其他生物。

这个世界充斥着危险,比如烈焰、利石等各种隐患,而疼痛能使人去躲开它们。如果没有疼痛,我们会很容易受伤,甚至一不小心就一命呜呼。此外,许多动植物如果没有感受疼痛的本领,也没法生存下来。一个没有痛的世界将会是一个噩梦!

教训多多。早期的人类和他们的牲畜时刻面临着疼痛的威胁。但正是通过从疼痛中吸取教训,他们才得以更好地生存下来。

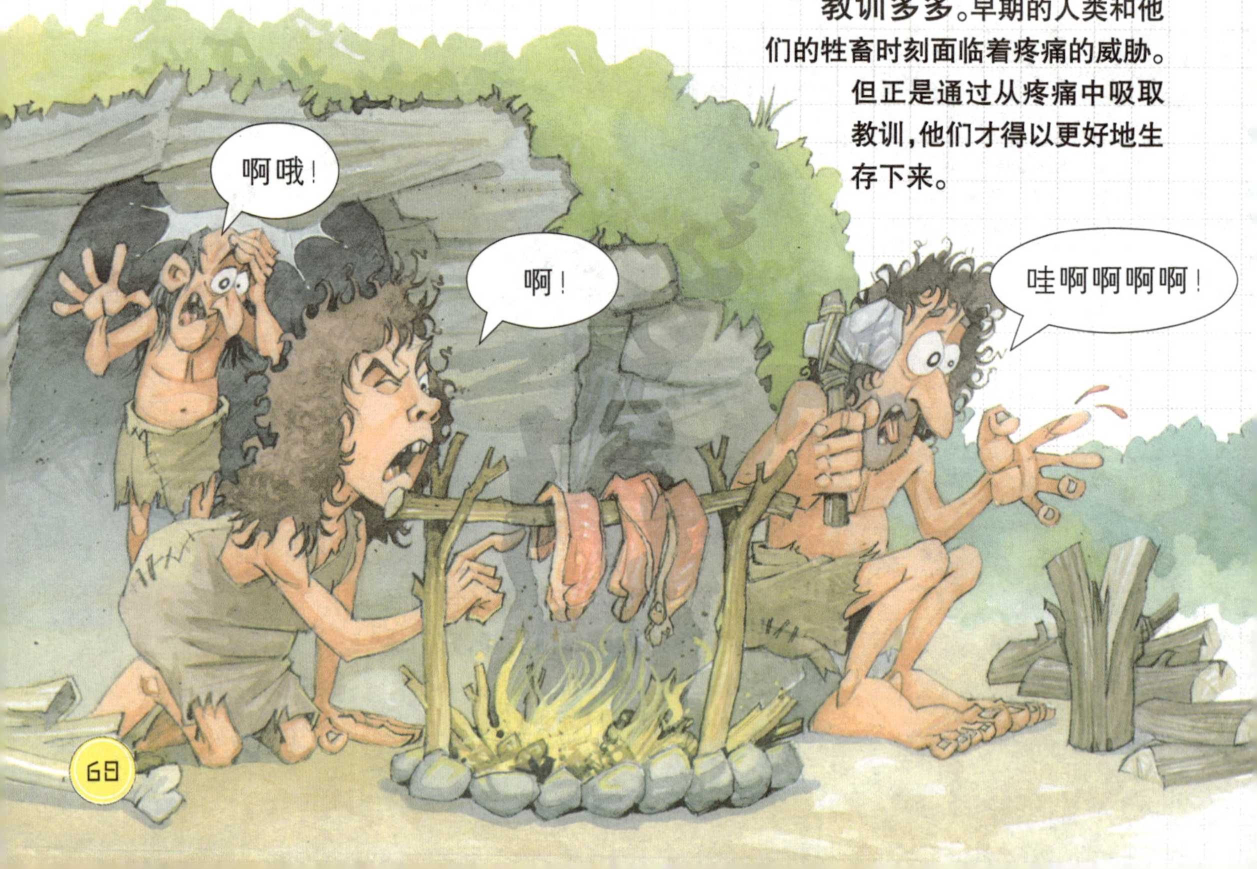

哎哟！疼

疼痛的保护作用： 很多植物利用身上的刺来保护自己，以免受到害虫的骚扰。

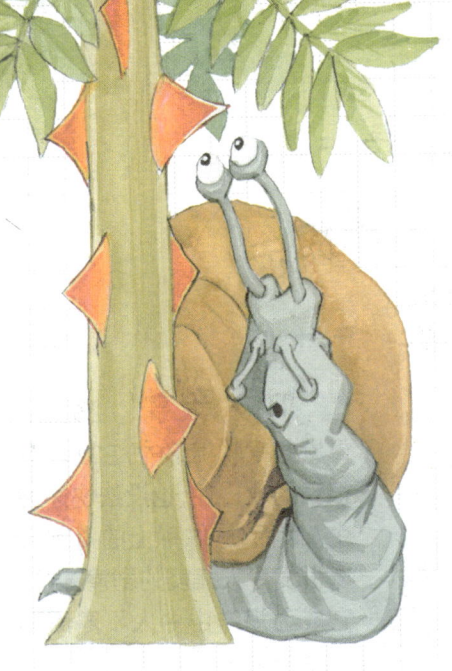

这树有毒！ 澳大利亚生长着一种名叫"金皮树"的毒树。这种毒树的叶子上布满了含有剧毒化学物质的毛刺。一旦有人不小心碰到此树，毛刺就会剧烈刺激皮肤中的神经纤维，引发严重的瘙痒和肿胀，令人痛不欲生。

重要提示！

当身体给你这些提示时,你务必要留心:晒伤提醒我们,烈日已经烧坏了我们的皮肤;冻伤则告诉我们,严寒已经冻坏了我们的血肉。这两种伤,都应注意预防!

叮咬"大亨"。狮鬃水母看起来软绵绵的,它既没有很强的攻击性,也没法快速逃生。然而,它触手上的毒刺可以引发令人瘫痪的剧痛,这让它成为海洋中令人不寒而栗的生物之一。

"我小,可我致命。"蜜蜂、黄蜂、蝎子这类体形小、身体脆弱的动物,通过制造疼痛来保护自己,以免遭到体型更大的动物的伤害。它们分泌的毒液能引起剧痛,有时甚至能致命!

爱能止痛

我们生病和疲劳时为什么要上床休息呢？这是因为疼痛在保护和提醒着我们！它告诉我们，身体要去找个安静舒适的地方躺下。于是，我们很快也懂得，躺下来休息能让我们从病痛和疲倦中恢复过来。此外，疼痛也教会我们尊重和爱惜自己和他人的身体。如果我们做了一些蠢事、坏事，伤害了自己或他人，我们自己也会遭受痛苦。反之，如果我们能更加善良和理性，我们自己、朋友、家人乃至所在的社区都能更加平安幸福，生活中的痛苦也将大大减少。

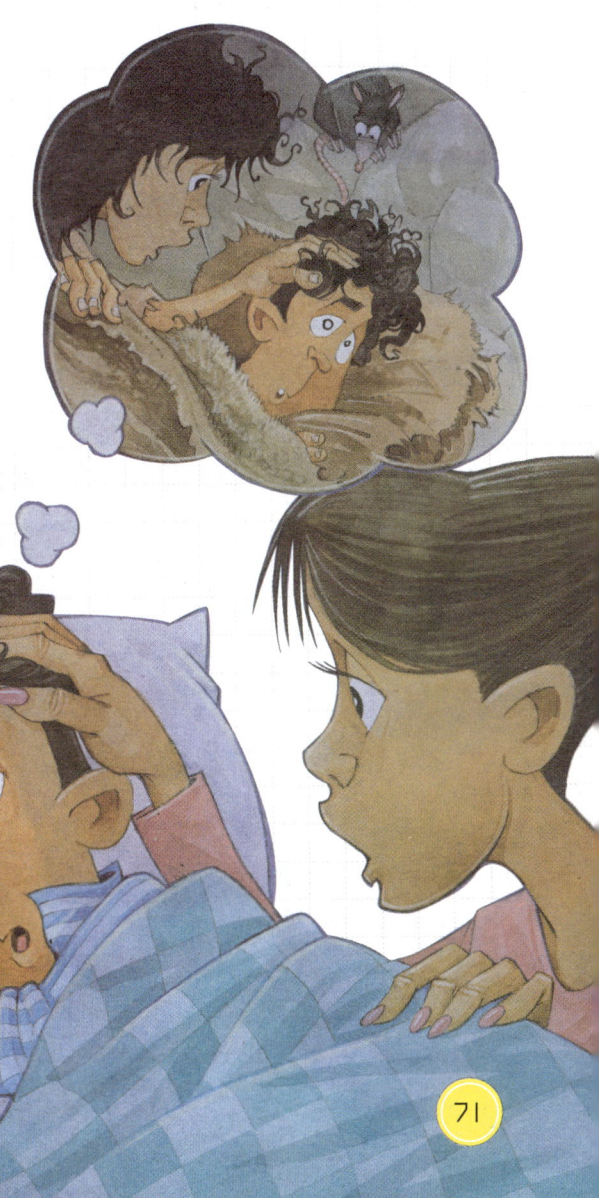

魔法治疗？ 古时候，治疗术士用带着魔法和神秘色彩的法子给人治病。虽然这些方法本身并没有疗效，却能给病人希望和安慰，加强他们对疼痛的承受能力。

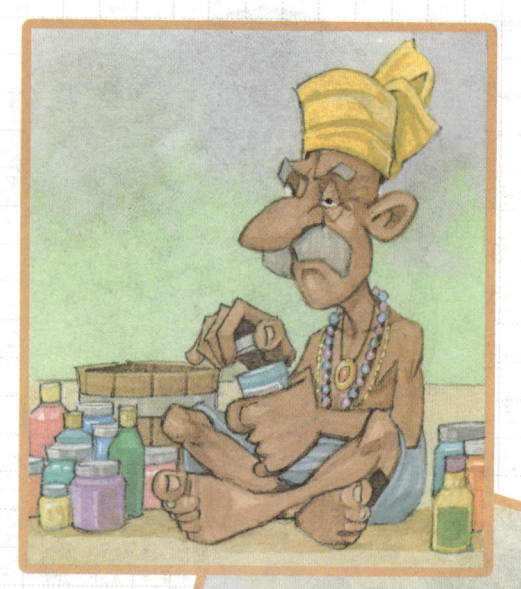

患难见真情。 为了救助受伤的战友，士兵们常常需要冒生命危险。士兵们希望万一自己将来也有这么一天，战友能以同样的方式拯救自己。

慈善使命。 只要每个人都关爱他人，世界上就能减少很多痛苦。在这一点上，奔赴非洲抗击致命埃博拉病毒的医护人员为我们树立了很好的榜样！

哎哟！疼
You Wouldn't Want to Live Without Pain!

你也能行！

急救人员受过专业训练，能在危急时刻救死扶伤。你长大以后也可以去学习一些急救技能哦！有些简单的急救知识在学校就能学到。

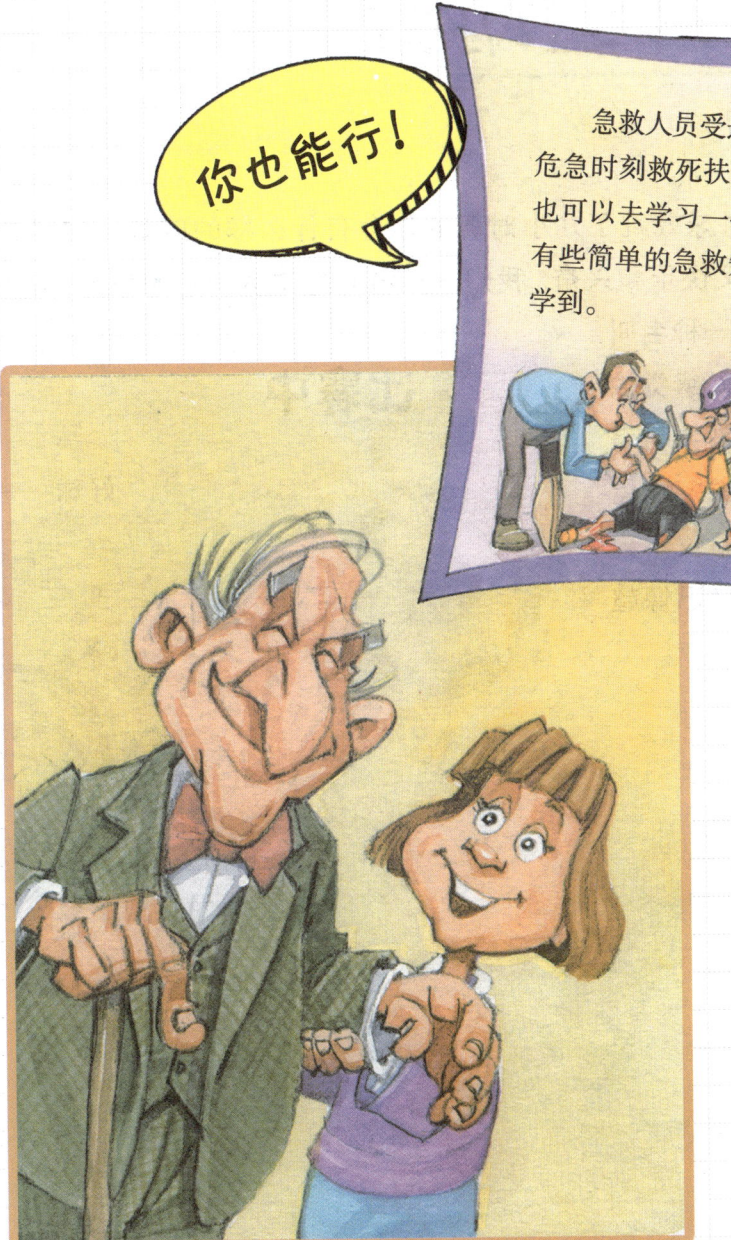

轮到我了！
在你成家立业之前，爸爸妈妈、爷爷奶奶都会一直无微不至地照顾你。等到他们年迈时，你也要记得报答他们呀！

痛并运动着

踢了几小时球或跳了几小时舞的你会有什么样的感觉？你可能已经筋疲力尽，同时却又快乐和兴奋。我们一旦逼着身体达到它的极限，神经系统就会促进人体分泌一种名叫"内啡肽"的物质，让人感觉愉快。这种天然的止痛剂会阻碍那些本该传送给大脑的疼痛信号。这样一来，我们不仅不会感到痛，反而会觉得自己像超人一样力量无穷！

比赛中

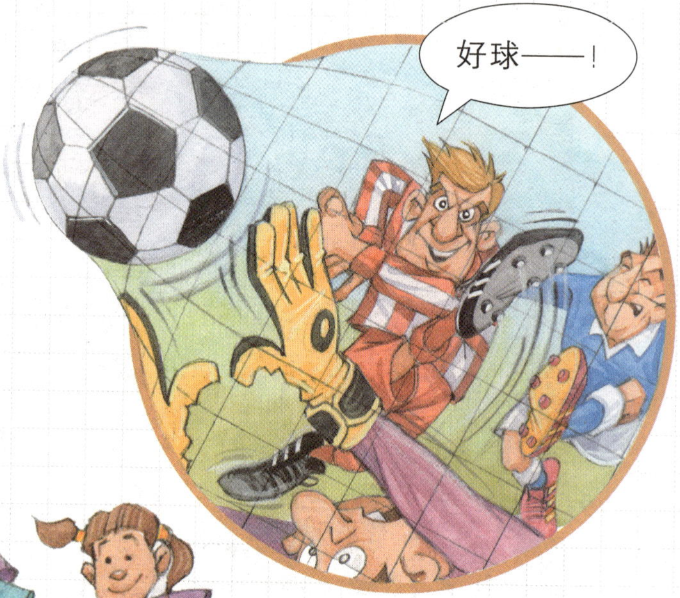

好球——！

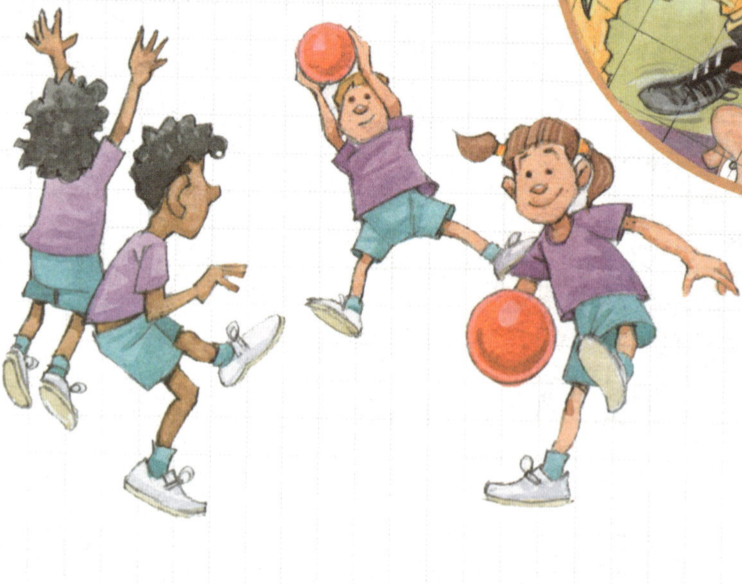

第二天

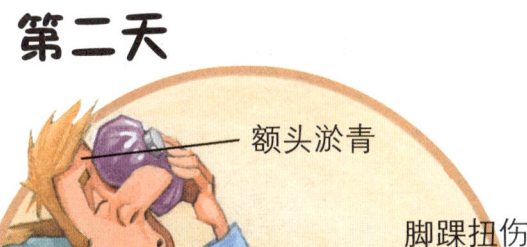

额头淤青
肌肉酸痛
脚踝扭伤

可我昨天明明没什么感觉啊！

锻炼须适度。 锻炼能帮我们保持强健的体魄，但锻炼也须适度。一流的运动员都会非常注意，以免运动过量，因为内啡肽发挥止痛作用的时候，也正是身体最容易受伤的时候。

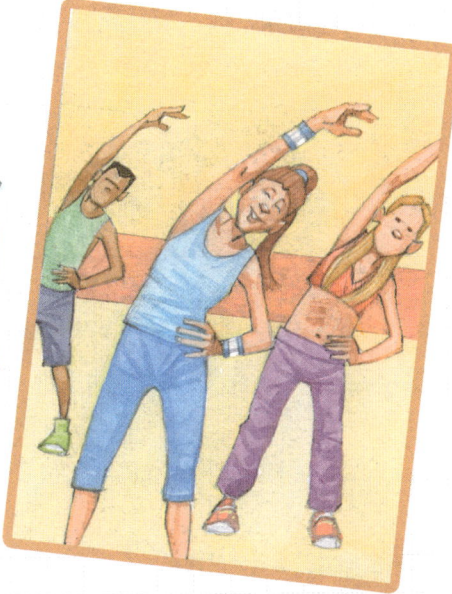

额外的能量。 运动不仅对身体有益，还能改善我们的情绪。我们健身时，体内产生的内啡肽能让我们感觉快乐、积极，活力四射！

激烈的战事。 士兵在战斗时可能根本意识不到自己受了伤。战斗的紧张感会刺激他们的身体分泌内啡肽，让他们变得所向无敌。

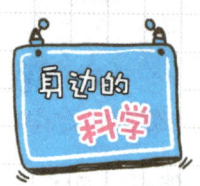

痛并优雅着。为了给观众呈现一台精彩的演出,舞蹈演员在台上会拼尽全力。这时,内啡肽就会发挥它的作用,让舞蹈演员感觉不到脚痛。

勇敢向上爬。登山运动员发现,登山的刺激会让身体产生天然的止痛剂,给予他们继续勇敢攀登的力量。

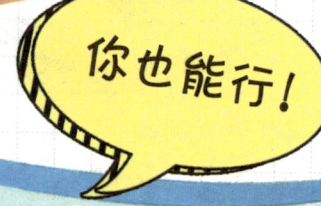

你也能行!

有些人喜欢激烈的团队运动,另一些人则喜欢柔和的单人健身。无论你更喜欢哪种类型的运动,只要能持之以恒,任何锻炼方式对你的身体都会有益处。

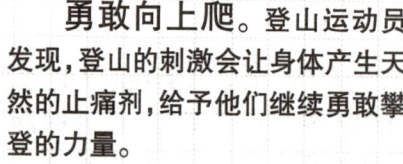

止痛法知多少？

如果你生活在遥远的古代，被病痛折磨是在所难免的。尽管宗教告诉你疼痛是神的惩罚，你也一定会希望能有什么方法把疼痛去除掉！

但是，该用什么来止痛呢？不少止痛药都有毒性，不光止痛，可能连命都给止没了。音乐虽然能让人暂时忘记疼痛，但作用维持不了多久。不过，有两个古代的法子貌似还挺管用，那就是针灸和肢体接触，虽然那时候谁也不明白它们为什么管用。现代医学认为，这两个办法都阻碍了神经元给大脑发送电信号。

阴阳平衡。中国古人发明的针灸至今依然广为使用。针灸旨在通过改善人体气血的运行，来达到治疗疼痛的目的。针灸师会在病人身上特定的穴位扎针。参考右图：

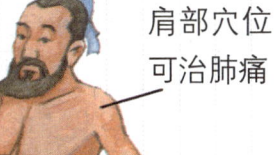

肩部穴位可治肺痛

肘部穴位可治手痛

膝背穴位可治腿痛

脚趾穴位可治鼻痛

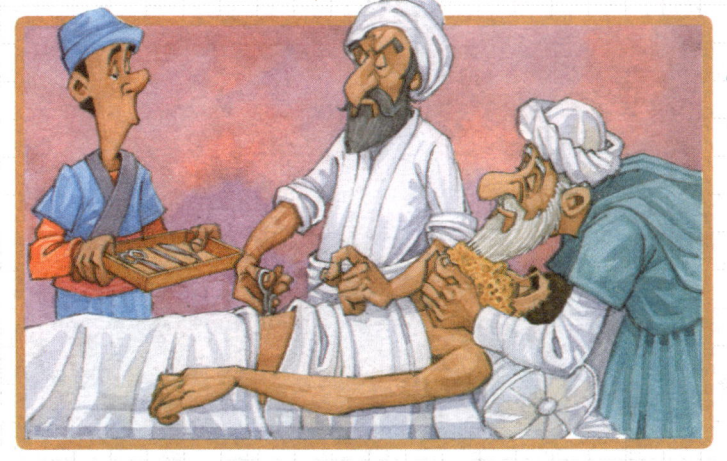

危险的止痛药。穆斯林医生曾经把浸满止痛药的海绵敷在病人口鼻，让病人吸入海绵挥发的气体，以此达到催眠的目的。不幸的是，很多病人睡着后再也没有醒过来……

身边的科学

甜甜的吻！从古至今，做妈妈的都知道，如果宝宝因为疼痛而哭闹，一个轻轻的吻或拥抱就能让他们安静下来。温柔的肢体接触能让宝宝感到放松，阻碍疼痛信号的传送，同时降低某些脑内化学物质的浓度——那些化学物质会让人对疼痛更为敏感！

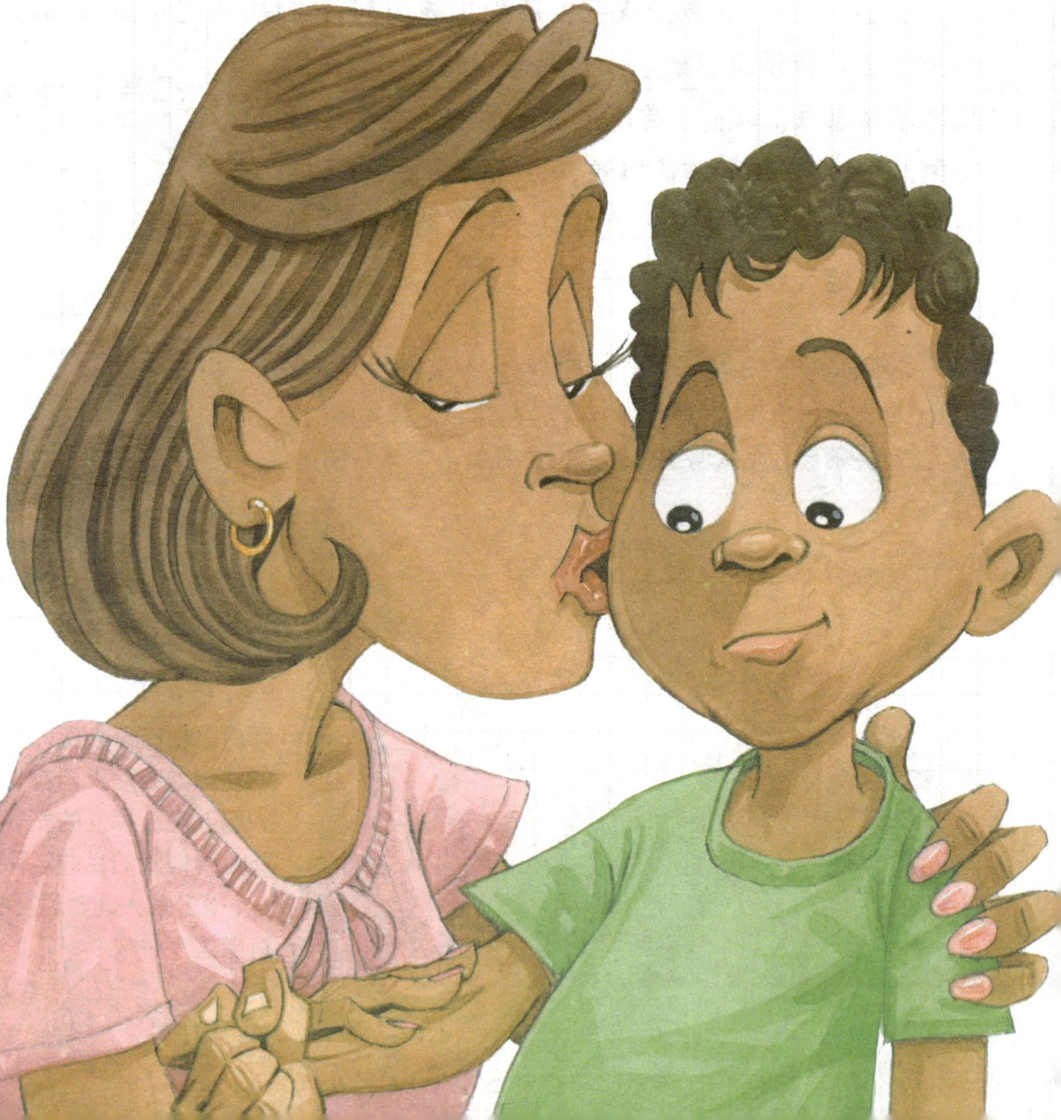

哎哟！疼
You Wouldn't Want to Live Without Pain!

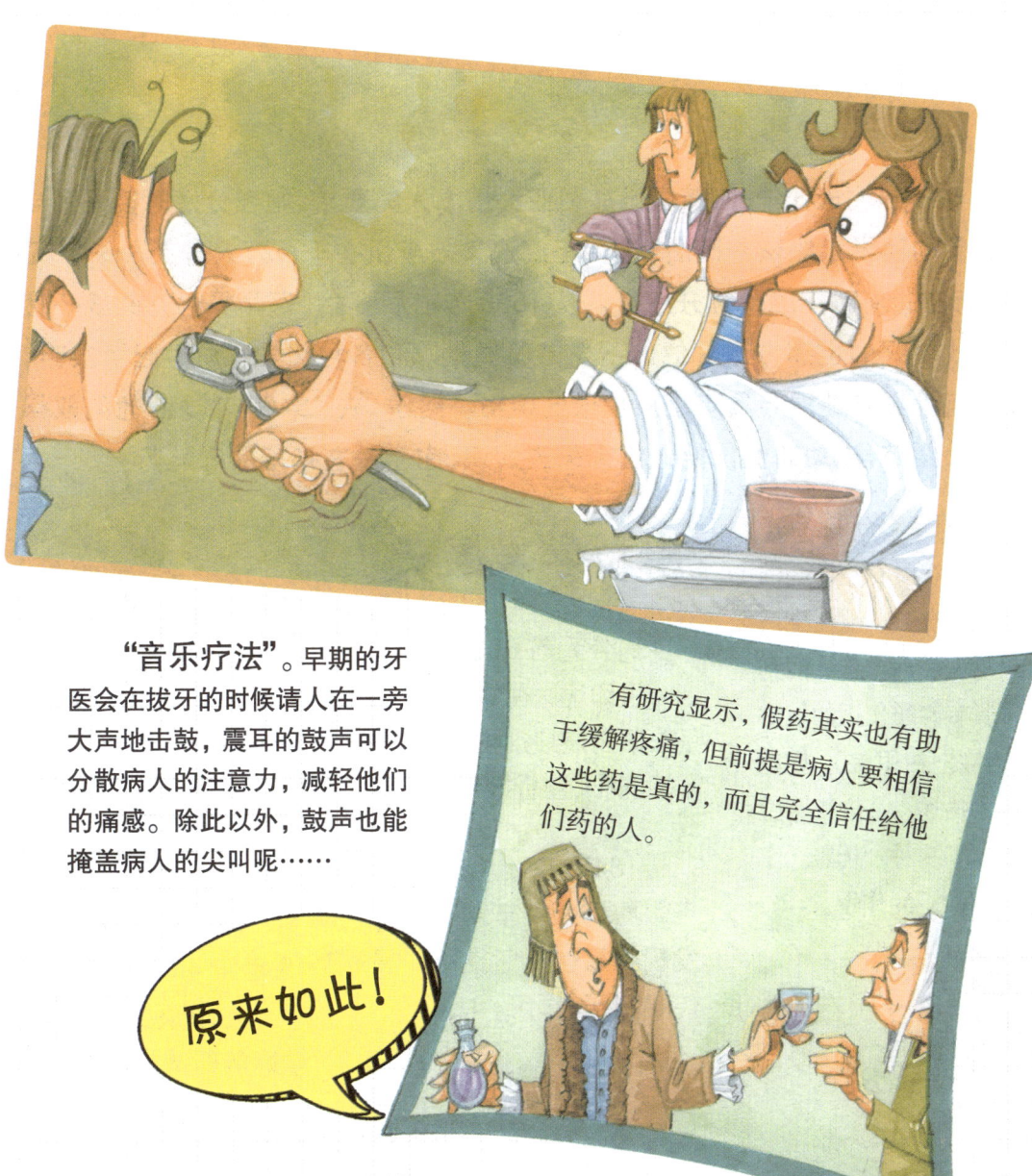

"音乐疗法"。早期的牙医会在拔牙的时候请人在一旁大声地击鼓，震耳的鼓声可以分散病人的注意力，减轻他们的痛感。除此以外，鼓声也能掩盖病人的尖叫呢……

原来如此！

有研究显示，假药其实也有助于缓解疼痛，但前提是病人要相信这些药是真的，而且完全信任给他们药的人。

麻醉术

在1853年,应英国维多利亚女王本人的要求,她在分娩时接受了当时最新的科学止痛法。随后,这种止痛法又被应用在千百万人身上,一个"无痛"药物的新时代就此拉开序幕。从1500年前后开始,医学界的先驱就一直在寻找更好的止痛方法。他们不光借助显微镜和各种化学物质做起了实验,还走遍世界各地搜寻具有止痛功效的植物。终于,在1840年前后,他们取得了重大突破,成功研制出能让病人失去意识、完全没有痛感的麻醉药。

英国维多利亚女王曾7次在没有止痛药的情况下分娩。她在生产最后两胎时,总算闻到了具有麻醉作用的氯仿气体(三氯甲烷)。据她本人描述,氯仿让她感受到了一种"抚慰、宁神、舒心"的作用。

麻醉学发展史

约公元前600年
古印度医生让病人吸入草药燃烧产生的烟雾,让病人昏昏欲睡。

800—1200年
医生用浸满止痛药的海绵敷住病人口鼻,将其催眠。

1847年
詹姆斯·辛普森发现了氯仿（三氯甲烷)的麻醉作用。

18世纪40年代—19世纪40年代
英国顶尖科学家做麻醉药试验。

19世纪40年代
美国医生首次在外科手术中使用气体麻醉。

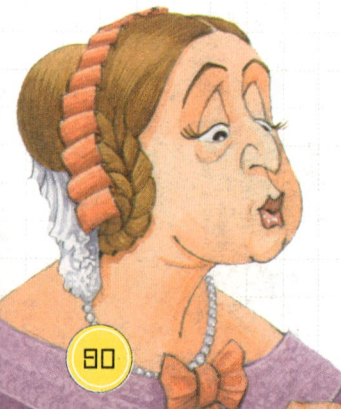

80

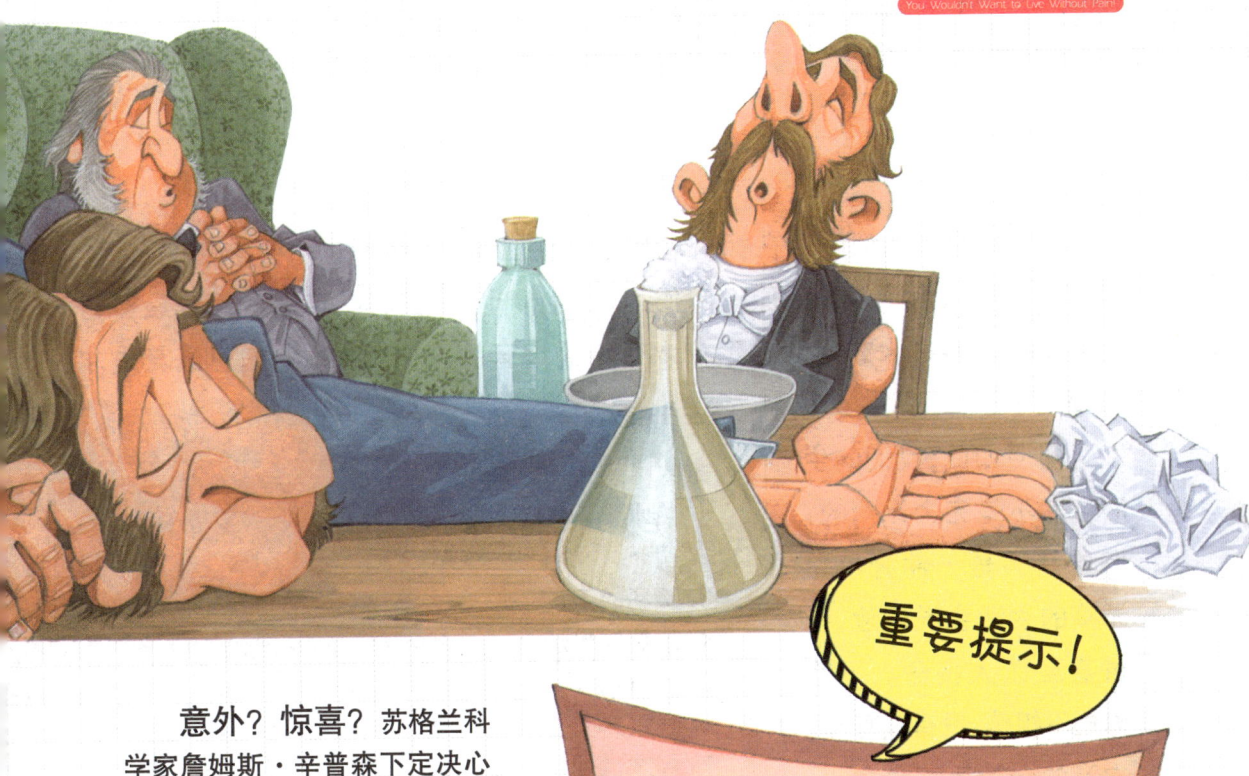

意外？惊喜？苏格兰科学家詹姆斯·辛普森下定决心要研发一种新的麻醉法，以减轻分娩、牙科手术和外科手术中的疼痛。他在自己和朋友的身上做起了实验。1847年的某个夜晚，他和朋友闻了一种叫作"氯仿"的液体，当场就不省人事，直到第二天早上才醒过来。辛普森喜出望外，因为这就是他苦苦寻找的止痛药！这种止痛药没过多久就流行开来，但偶尔也会导致病人死亡。现代的麻醉术可比那时候的安全多啰！

重要提示！

1779年，德国医生弗朗兹·麦斯迈发现了一种能缓解疼痛的特殊方法——催眠。麦斯迈的病人在接受催眠之后精神恍惚，失去痛感。他们醒来之后，也记不起刚刚发生的事情。

痛亦是福

如今，我们生活在拥有现代医疗的国度，生活再也不会被疼痛包围。科学向我们揭示了疼痛的原理和作用，医生们也能用药物、麻醉和医疗设备帮我们止痛。跟古人或生活在医疗水平低的地区的人们相比，我们已经算是非常幸运了！

即便如此，我们的生活依然不是完全无痛的，但这其实是一件好事！无痛的生活会很危险，有时甚至让人丧命。不管你相不相信，没有了疼痛，你真的会活不下去！

假如你感觉不到疼痛，原本温馨的家会变为一个可怕的死亡陷阱！你在室内室外受伤，乃至发生骨折都会毫无知觉，生了病也不知道去医院，还会在不知不觉中掉光牙齿。旅游、购物、运动、打理花园都会充满危险，就连用刀叉吃饭都不安全！

家中隐患：
1. 热水
2. 门
3. 锋利的刀具
4. 炽热的火炉
5. 碎玻璃
6. 跌跤
7. 打球
8. 低矮的天花板
9. 绊脚的玩具
10. 尖锐的针
11. 猫爪
12. 火
13. 自行车事故

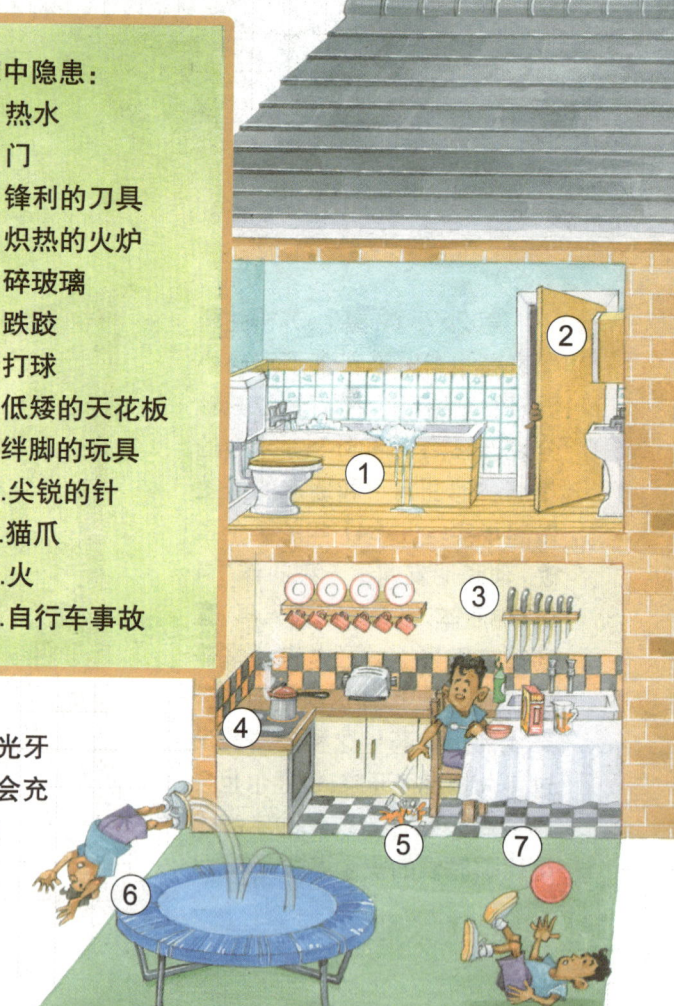

美国姑娘阿什琳·布洛克无法感知疼痛，她的生活因此危机四伏。科学家希望能通过研究她这种罕见的基因疾病来找到新的疗法，攻克那些人类至今还无法治愈的疼痛。

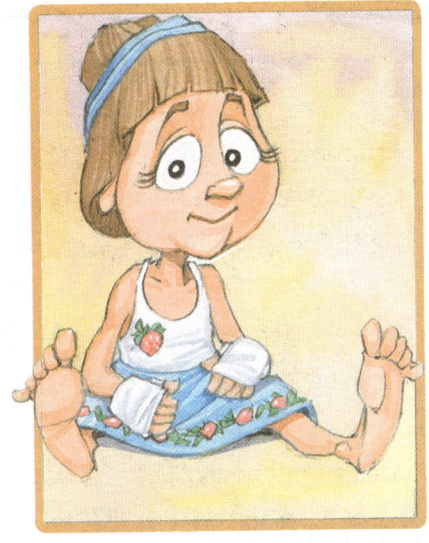

原来如此！

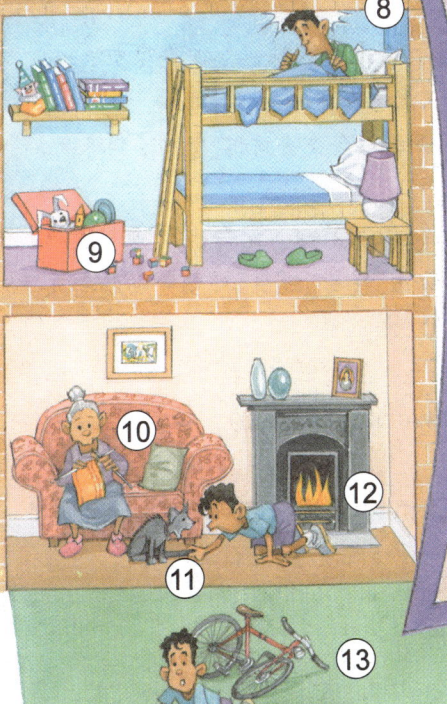

我们不小心碰到了很烫的东西，会发生什么？当我们感觉到痛时，电信号会刺激我们脊髓中的运动神经元，运动神经元会向我们的肌肉发出紧急信号，命令肌肉立即把手缩回来。整个过程没有大脑的参与，我们不经过思考就能自动作出反应。

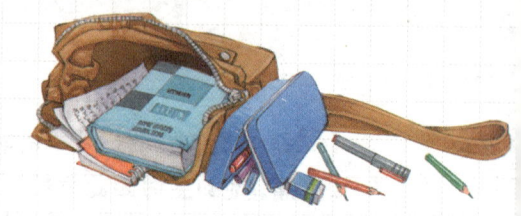

术语表

Acupuncture 针灸 通过在人体特定部位扎针来止痛治病的中国传统医术。据说针灸能调节人体的气血运行。

Acute 急性 发作急、变化快。这里指突发的、尖锐的（疼痛感）。

Anaesthetics 麻醉剂 能让病人暂时失去知觉、感觉不到疼痛的药物。

Axon 轴突 神经元的线状部分，也叫"神经纤维"。

Chronic 慢性 发作慢、持续久。

Dendrite 树突 从神经元中央发出来的微型传感器。

Endorphins 内啡肽 运动时人体内产生的天然止痛剂。

Fungi 真菌 蘑菇、酵母、霉菌等一大类生物的总称。

Genetic condition 基因疾病 由基因缺失或缺陷引发的残疾和疾病。

Hair shirt 粗毛衬衣 苦行基督徒所穿的粗布衣服，用粗糙的动物毛皮或植物纤维制成，穿在身上又疼又痒。

Humours 体液学说 古希腊医生希波克拉底认为，人体由胆液质、血液质、黏液质和黑胆质4种体液构成，其中任何一种体液过多或过少都会引发疾病。

Hypnosis 催眠 一种治疗方法，能让人意识恍惚，进入类似于睡眠一样的状态。被催眠的人会失去意识，感觉不到疼痛。

Invertebrates 无脊椎动物 没有脊椎的动物。昆虫、蠕虫、虾蟹等动物都是无脊椎动物。

Invincible 无敌的 不可战胜的。

Karma 因果报应 印度教徒和佛教徒的一种传统观念，相信善有善报、恶有恶报。

Motor neurons 运动神经元 神经元的一种,能传递控制人体运动的电信号。

Nerves 神经 能与大脑交换电信号的纤维,由聚集成束的神经纤维(轴突)构成。

Nervous System 神经系统 由大脑、脊髓、神经组成的人体系统。

Neurons 神经元 构成大脑、脊髓、神经的细胞。它们能接收和传递电信号。神经元分工各异,分别负责传递疼痛、运动、触觉等不同类型的信号。

Neurotransmitters 神经递质 能将电信号从一个神经元传递到另一个神经元的化学物质。

Receptor 受体 细胞表面的一块区域,能识别细胞外传来的电信号。

Soporific 催眠的 令人昏昏欲睡的。

Spinal cord 脊髓 贯穿人体脊柱的神经纤维束,连接了大脑和遍布全身的神经。

Synapse 突触 两个神经元相接的部位。

Toxic 有毒的 带有毒性的。

Unconscious 无意识 失去对自己或周围环境的认知。

Venom 毒液 动物叮咬或刺蜇时分泌的有毒液体。

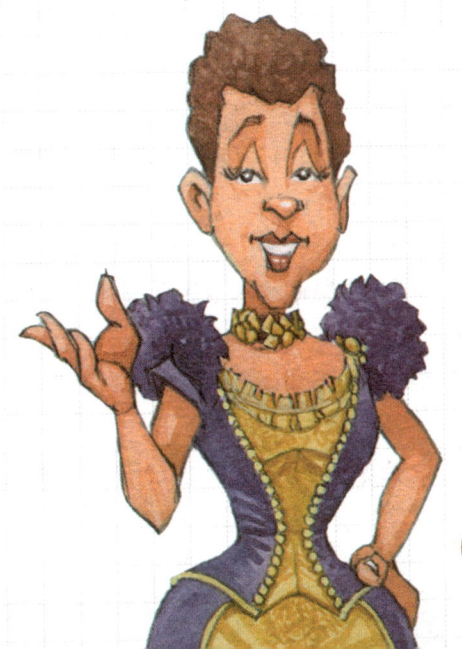

告诉我有多痛

假如你是医生，如果病人告诉你他的胸口疼得像被大象坐过一样，你会有什么反应？你大概会立即采取措施，因为胸痛可能是某些严重疾病的征兆。但在现实中，无论是向别人描述自己的疼痛，还是理解他人对疼痛的描述，其实都不是容易的事。疼痛，我们感觉得到，却看不到、听不到，也没法给它拍张照。此外，疼痛的程度也难以衡量，因为我们不知道自己感觉到的痛跟别人的是不是一样。那我们到底怎样才能更好地了解别人有多痛呢？以下是一些点子：

◎请病人从 1 到 10 中选一个数字给自己的疼痛打分，其中 1 分表示轻微，10 分表示难以忍受。

◎请病人用打比方的方式来说明他的疼痛。例如：

◎"头痛！像被人念了紧箍咒！"

◎"感觉全身被海浪拍过一样！"

◎让病人用几个恰当的词来描述疼痛：

我们列出了以下 25 个词。欢迎补充！

轻微、剧烈、严重、慢性、急性、短暂、持续、钝痛、酸痛、胀痛、闷痛、锐痛、刺痛、肿痛、切割痛、灼痛、绞痛、坠痛、压痛、钻顶样痛、爆裂样痛、跳动样痛、撕裂样痛、牵拉样痛、针扎样痛……

综合运用以上信息，我们就能更容易地向他人描述自己的痛，别人也能更好地帮我们止痛。

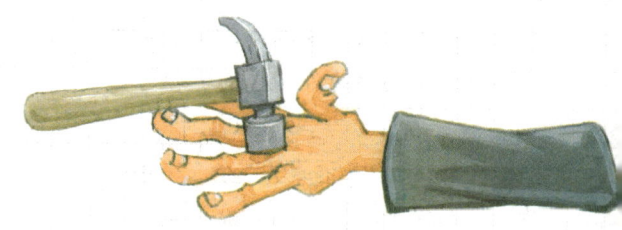

止痛良方

你是不是感觉疼痛,却又不想服用可能带有毒副作用的止痛药?不妨试试下面这些非药物的止痛方法吧。

◎按摩是全世界最古老的止痛方法之一。它能帮助肌肉放松、改善血液流动、阻碍疼痛信号传递至大脑。

◎放松法能缓解紧张,让病人更好地应对疼痛。它还能让病人睡得更香,拥有更充沛的精力,同时减少焦虑。

◎敢做白日梦!利用你的想象力逃离疼痛一会儿吧!你可以在脑海中幻想一个美好的地方、你的家人朋友、你最爱的事物。

◎无视疼痛!无论是读书听歌、出门散步,还是专注于自己的爱好,都能让你的大脑暂时忘记疼痛。

◎按走疼痛!指压疗法和灵气疗法通过用手指按压身体的特定部位来缓解疼痛。跟针灸一样,这两种疗法都旨在平衡人体的能量,并可能会阻碍疼痛信号的传递。

◎一张一弛。太极拳和瑜伽都是柔和型运动,提倡静修,能改善人体平衡,增强人的力量。

◎生物反馈功能教病人如何调节自己的心率、呼吸和血压——帮助人们减压的同时,也能缓解疼痛。

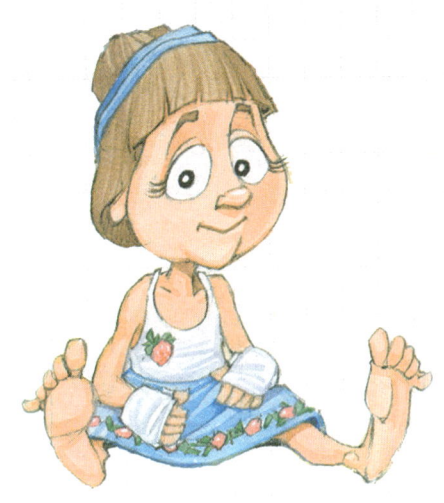

你知道吗?

◎科学家正在利用鸡心螺的毒液研制一种新型止痛药。鸡心螺生活在热带海域，它的毒液极为致命，能阻止神经元向大脑传递疼痛信号。

◎脑细胞没有痛觉。开颅后，外科医生不用给病人的大脑打麻药就可以做手术了。

◎不幸失去手脚的残疾人时常还会感觉到断肢处有痛感。目前，还没有谁能确切地解释原因，但有人提出这可能是因为大脑误以为手脚还在。

◎古时候，做手术不打麻药，令病人痛不欲生。当时的人们都说："最好的医生不是最聪明的，而是做手术做得最快的。"

◎南美洲的古代印加祭司通过咀嚼一种树叶来释放叶子中的止痛物质，然后直接把这种"止痛药"吐在病人身上！

◎古埃及人用尼罗河里的电鳗来治疗疼痛。电鳗释放电流，能够阻碍病人体内的疼痛信号向大脑传递。

◎早期的可乐饮料中含有一种强效止痛成分，咖啡中的某些物质也能缓解轻微疼痛。吃东西其实也可以，因为大脑在惦记着吃时，就不太会惦念着痛了。

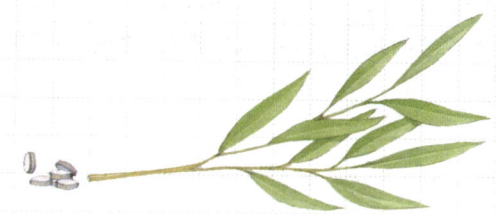

大有作为的便便

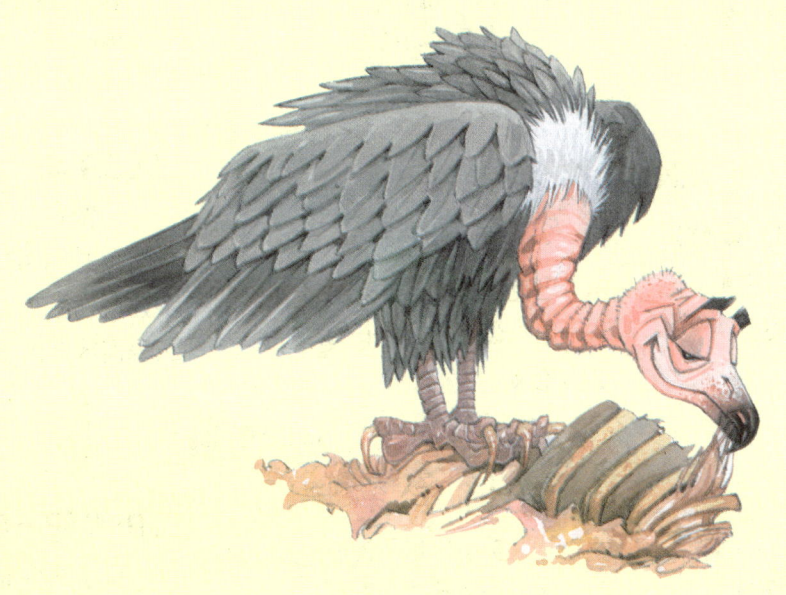

便便大事年表

约公元前 6000 年
新石器时代的农民们将粪便浇在庄稼上。

约公元前 2600 年
在印度河流域的哈拉帕和摩亨佐·达罗古城，人们建起了复杂的砖衬结构下水道系统及户外厕所。

约公元前 1700 年
在秘鲁，羊驼的粪便成为一种很好的肥料，使人们能够在纬度很高的地区种植玉米。

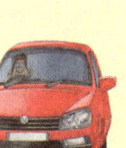
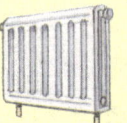

约公元前 1000 年
亚述人通过烧粪加热洗澡水。

1596 年
英国的约翰·哈林顿爵士在他出版的作品中详述了自己发明的抽水马桶。

16 世纪
伊朗（古称波斯）萨法维王朝时期，人们用晒干的动物粪便作燃料。

17 世纪 40 年代
比利时化学家黑尔蒙特发现粪便会产生可燃气体。

1829 年
英国学者威廉·巴克兰发表了世界上第一篇有关粪化石的论文。

1859 年
世界上第一座厌氧消化工厂在印度孟买建成，它为麻风病人隔离区提供能源。

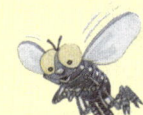

2014 年
世界上第一辆"便便大巴"在英国布里斯托尔投入运营，这辆大巴车以人类粪便产生的沼气作为驱动力。

2011 年
美国比尔及梅琳达·盖茨基金会发起"厕所创新挑战"，旨在为发展中国家建立更安全、高效的厕所。

19 世纪 60 年代
由于缺少木头和煤炭，北美中西部平原地区的欧洲移民用水牛粪生火、做饭、取暖。

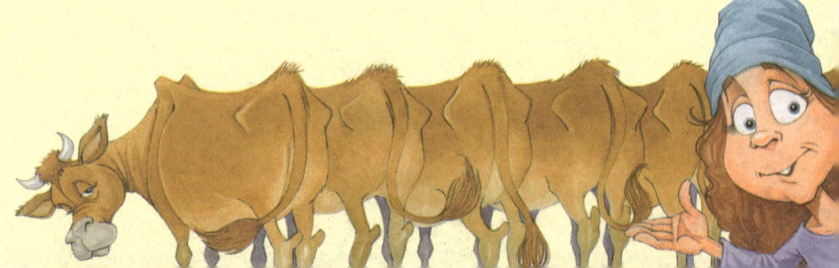

便便循环

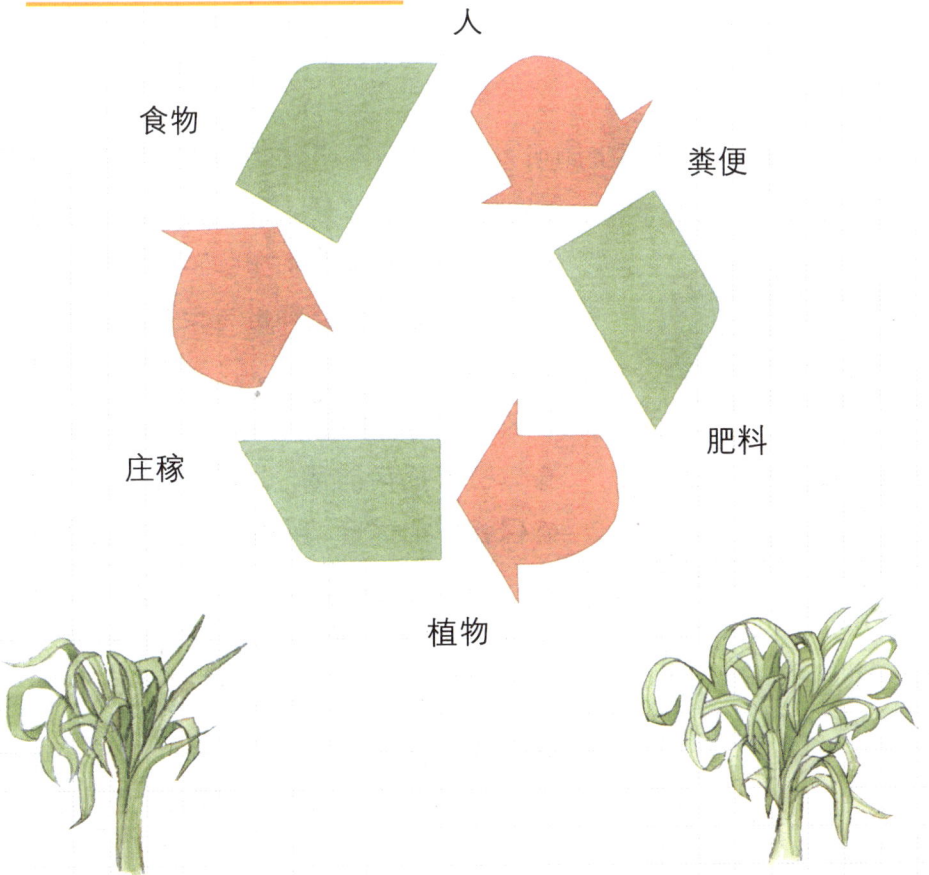

去厕所拉便便,看起来似乎是一个循环过程的终止,但实际上并非如此。便便会进入污水处理厂过滤、净化,之后产生的富含养分的沉淀物,也称生物固体,会卖给农民作肥料。这些肥料能使庄稼长得更好。随后,庄稼会成为人类和动物们的食物。你或许还会吃了这些动物。食物在你体内消化完后,就会被排出体外。所以,去厕所拉便便并不是这个便便循环的终点,而是其中的某一个阶段。

导　读

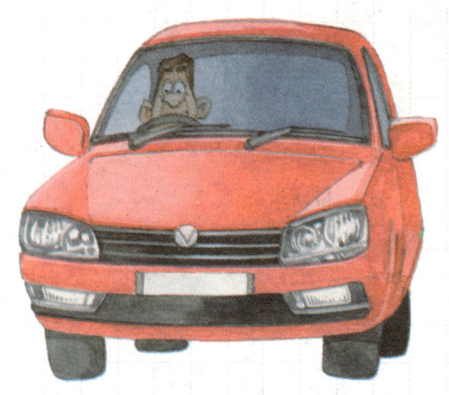

我们每个人都要上厕所。通常我们不愿意谈论这个话题——但上厕所却是我们生活中自然而然、不可缺少的一部分。如果我们没有便便，怎么办？食物中那些我们身体不需要的部分去哪儿了？我们怎样才能种出有营养的农作物？便便对我们来说十分必要，因为食物中有些部分不含任何营养，也就是说，这些部分不能给我们的身体提供任何能量，也不能帮助我们生长或者确保我们的健康，所以这些部分必须被排泄出去。如果没有被排出，这些有害的东西就会留在体内，导致我们生病。不过，便便并不只有帮我们排出废物这一个作用，它还可以用来驱动汽车、给房屋供暖、种庄稼……下面我们就一起来了解一下为什么我们离不开便便吧。

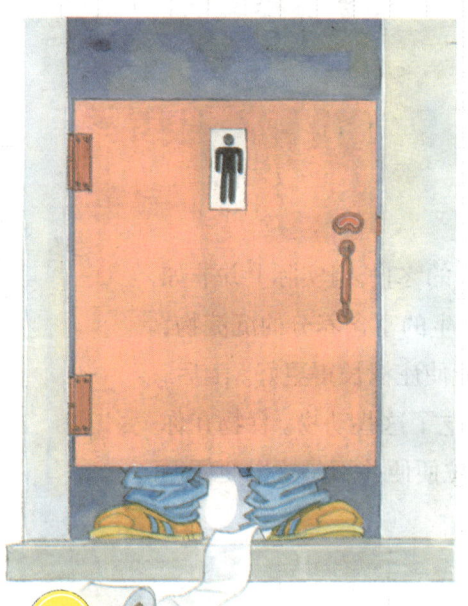

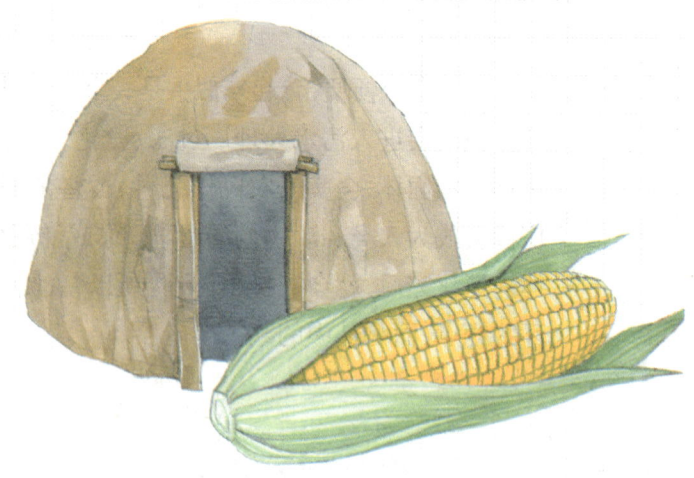

什么是便便？

便便，是一种我们上厕所时排出体外的固体或半固体状的东西。便便中大约75%的成分是水，其余的则包括已经死掉的细菌，它们可以帮助我们消化食物，还有活细菌、未消化的少量食物（纤维）以及类似黏液的存在于我们体内的各种物质。通常便便是棕色的，但如果我们吃了很多绿叶菜，便便也会呈绿色。便便闻起来很臭，是因为其中的细菌会生成很难闻的气体。

消化*

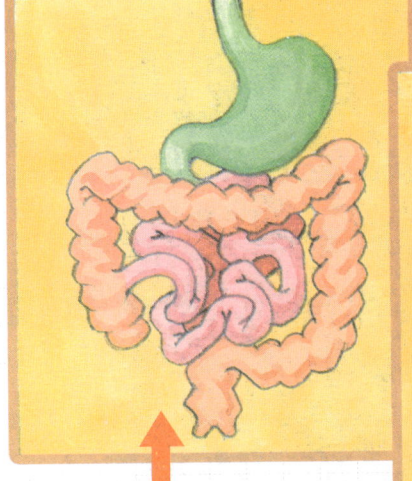

1.胃：胃液将食物分解，营养成分随之释放出来。被分解了的食物进入小肠。

2.小肠：肝脏和胰腺产生的胆汁和胰液有助于将营养成分转换成葡萄糖之类的有益物质，随后进入血液。

3.大肠：余下的残渣进入大肠，变成便便。存于大肠内的便便最终通过肛门排出体外。

*编注：提到的器官都用绿色标示出来。

身边的科学

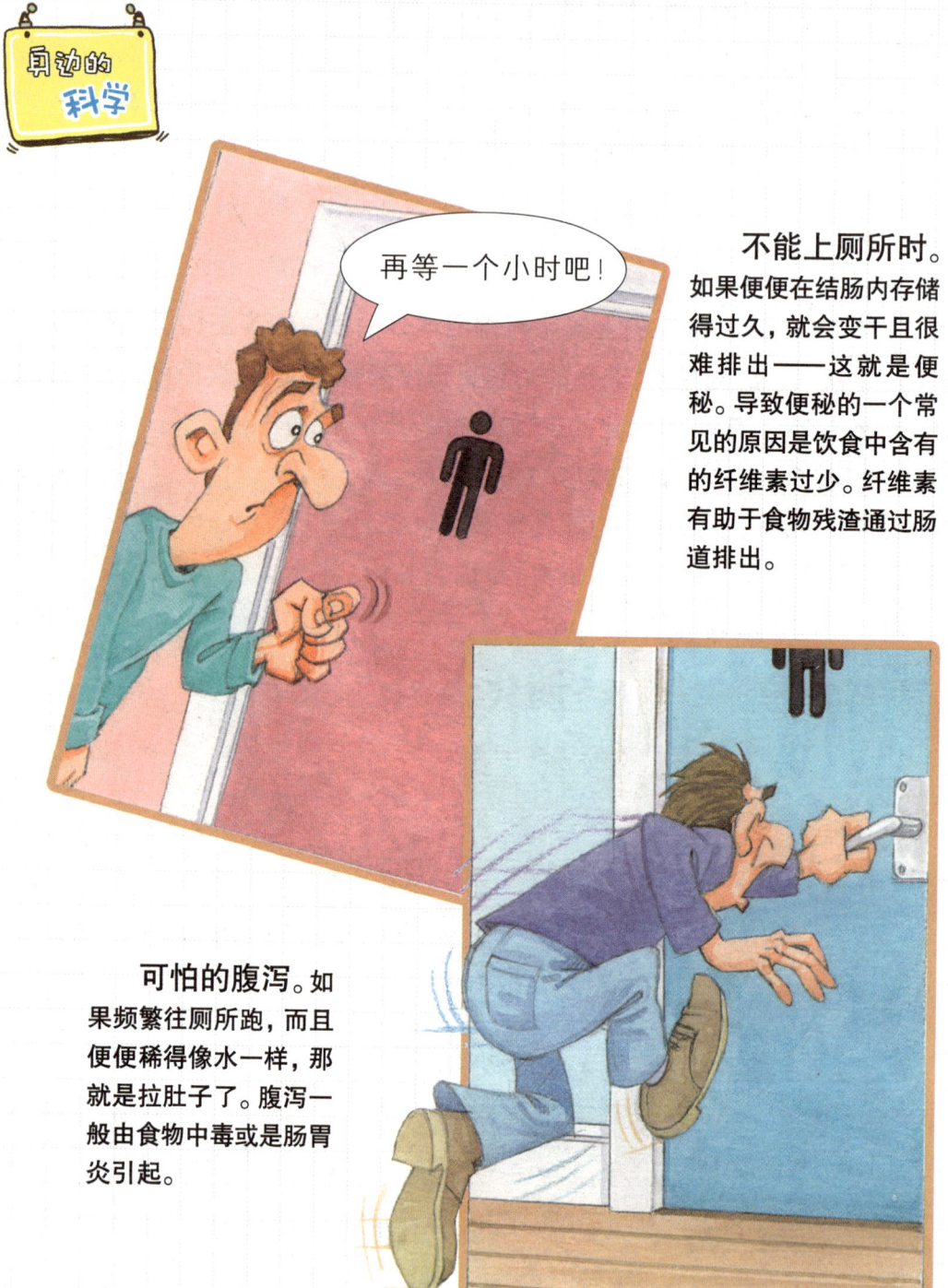

不能上厕所时。 如果便便在结肠内存储得过久，就会变干且很难排出——这就是便秘。导致便秘的一个常见的原因是饮食中含有的纤维素过少。纤维素有助于食物残渣通过肠道排出。

可怕的腹泻。 如果频繁往厕所跑，而且便便稀得像水一样，那就是拉肚子了。腹泻一般由食物中毒或是肠胃炎引起。

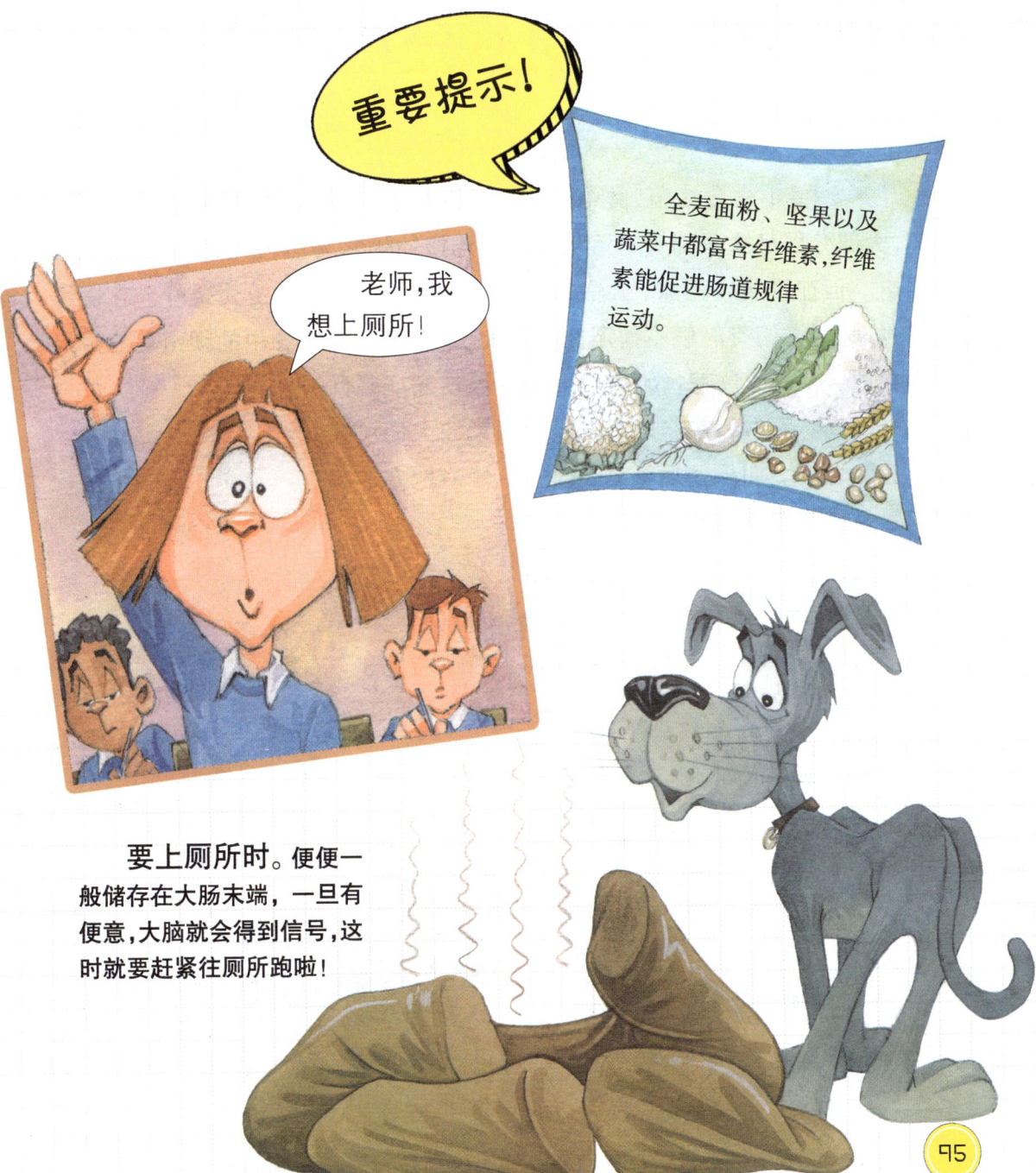

便便有什么危险？

便中含有细菌，其中的某一些微生物会影响我们的健康。在发达国家，大部分居民家里都有与污水系统相连接的抽水马桶，它能将排泄物安全地冲走。但在发展中国家，人们家中却不是都能有这样的卫生条件。在偏远的农村地区，人们有时候不得不在野外大小便，于是排泄物中的细菌可能污染当地水源，或是通过苍蝇传播。这会导致伤寒或霍乱等致命疾病。不过，并非只有发展中国家的人们可能处于危险之中。如果便后不认真洗手，任何地方的人都有感染或传播疾病的风险。

细菌是一种生活在我们体内的微小的单细胞生物。有些细菌会帮助我们消化，比如益生菌；而另一些细菌则会致病，比如沙门菌。

大有作为的便便

脏水。 全球大约 40% 的人口生活的地区，人或动物的粪便不经处理就直接流入河流、大海或是地下水源。

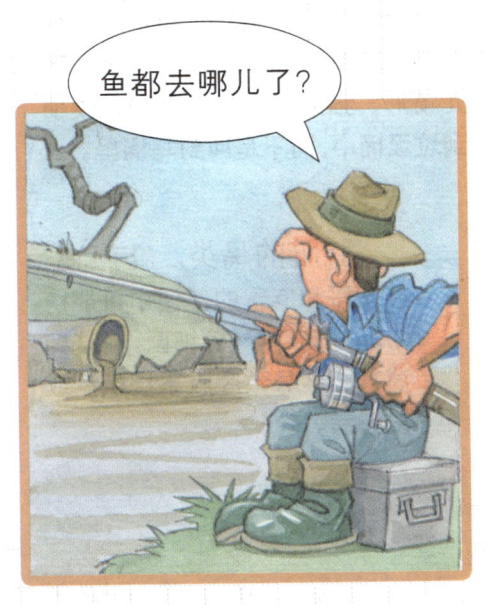

鱼都去哪儿了？

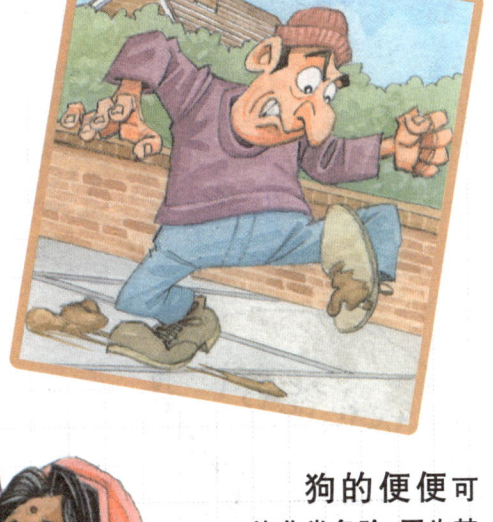

狗的便便可能非常危险，因为其中可能含有蛔虫，这种寄生虫可导致人类失明。这也是为什么一定要正确处理狗的便便。

猫身上的寄生虫。 有些猫的便便中含有影响孕妇的寄生虫，可能导致胎儿畸形。猫的主人应当将猫的便便扔到垃圾桶中，而不是冲到马桶里。

肮脏的鸟类。 鸽子、鹅、燕八哥和麻雀的便便中可能携带超过 60 种致病细菌，有些细菌甚至会导致呼吸系统疾病或皮肤病。

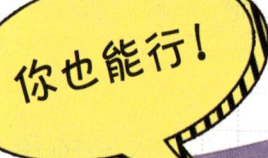

每次上完厕所后，或是接触食物前，记得洗手。

动物便便是什么样的？

当然，不只是人类才拉便便，动物也要拉便便的。有些大型动物会拉好多好多的便便：每头大象平均每天拉 50 千克的粪便！有些动物会吃便便：屎壳郎和苍蝇就吃其他动物的排泄物——但是要不是有了它们，这个世界恐怕就到处是便便啦！不过，你可不要认为便便是令人恶心的东西，便便也有大用途呢。比如，亚马孙热带雨林里的树木就靠一种叫大盖巨脂鲤的鱼传播种子，这些鱼吃进它们的种子后再到别处排泄，种子也就传播到其他地方了。

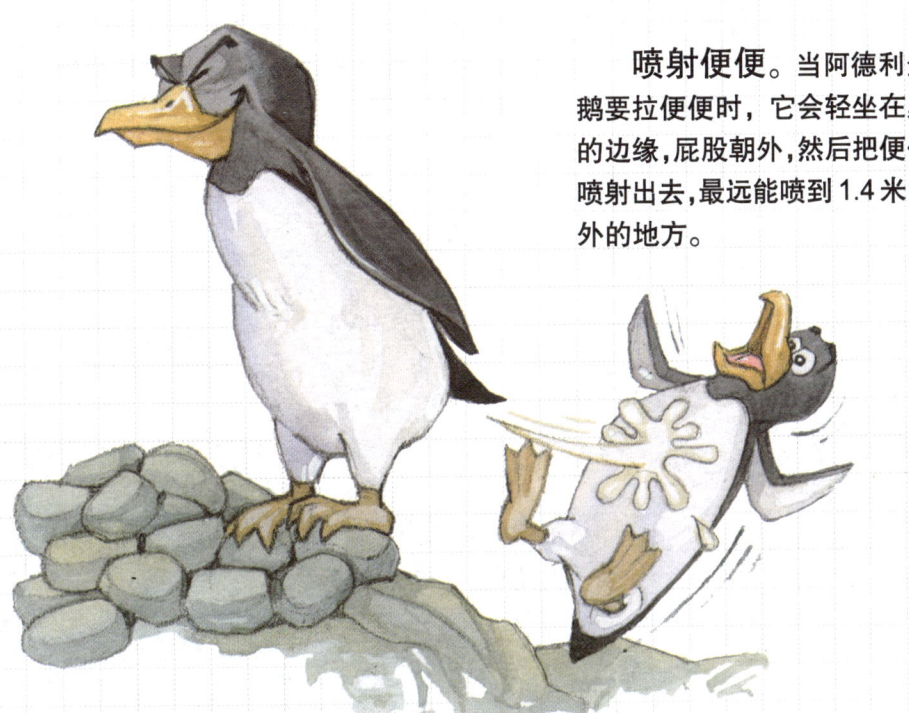

喷射便便。 当阿德利企鹅要拉便便时，它会轻坐在巢的边缘，屁股朝外，然后把便便喷射出去，最远能喷到 1.4 米以外的地方。

身边的科学

"太美味了,我还要吃一遍!"

便便享用者。南美水豚通常吃草、树皮、水果等各种植物。它们拉出的绿色、柔软的便便里仍含有一些营养物质,所以它们会将自己的便便吃掉。

便便舞。有些树懒一周才从树上爬下来一次拉便便。便便时,它们会抱着树干跳一种奇怪的扭屁股舞。

伪装成便便。澳大利亚鸟屎蜘蛛之所以叫这个名字,是因为它会把自己伪装成鸟屎的样子,以避免被鸟类吃掉。

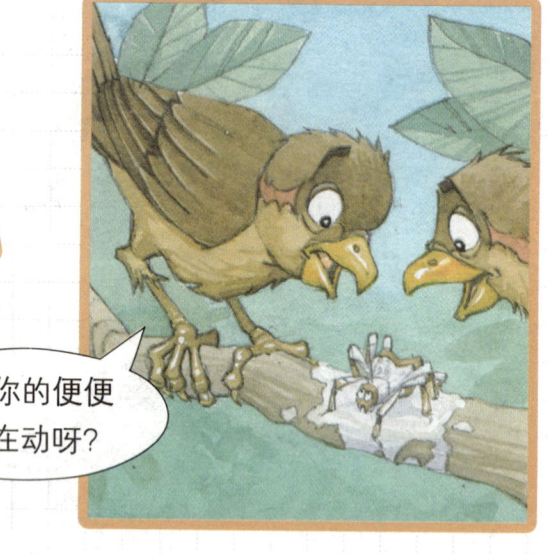

"你的便便怎么在动呀?"

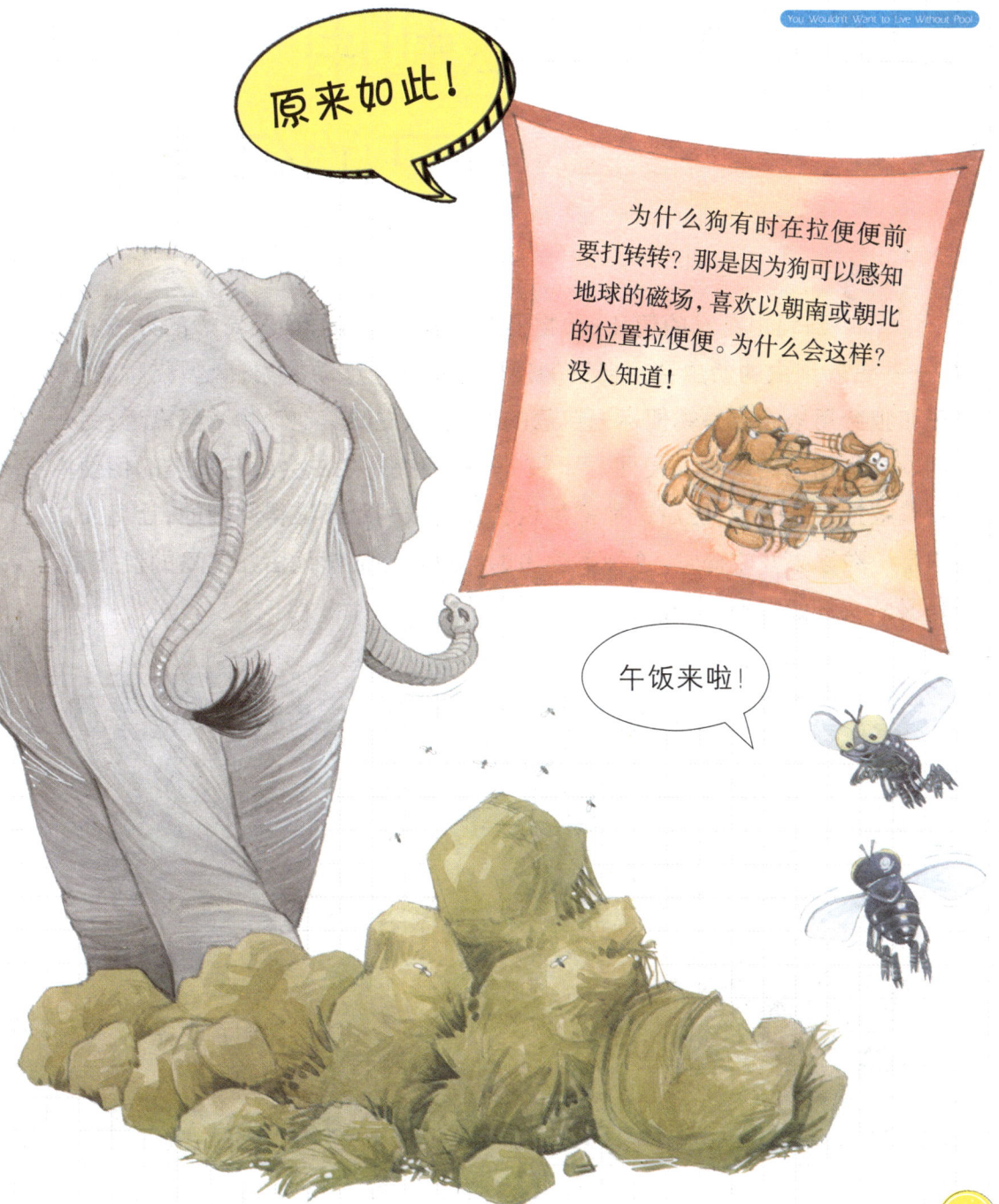

动物怎么利用自己的便便？

说到利用自己的便便，动物们有各种各样怪异而又奇妙的办法。比如，一些食叶甲虫的幼虫会用自己的便便建造一个移动的家；大型猫科动物、猴子和狼会用尿液或是粪便标记自己的领地，以提醒其他动物不要靠近；另一些动物会利用别的动物的便便。比如，一种南美寄生虫会躲在鸟类的便便中等着蚂蚁把自己吃掉，随后这种寄生虫会让蚂蚁的肚子鼓得圆圆的，让鸟儿以为那是一粒浆果并吃掉它。这种寄生虫的卵就自然而然地留在了鸟的便便里，于是又从头开始循环一遍。

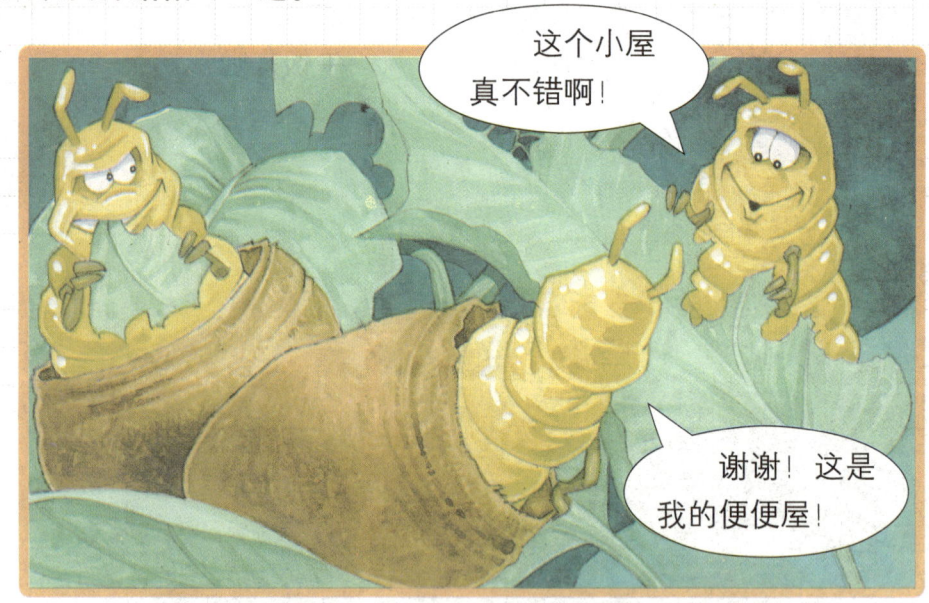

大有作为的便便

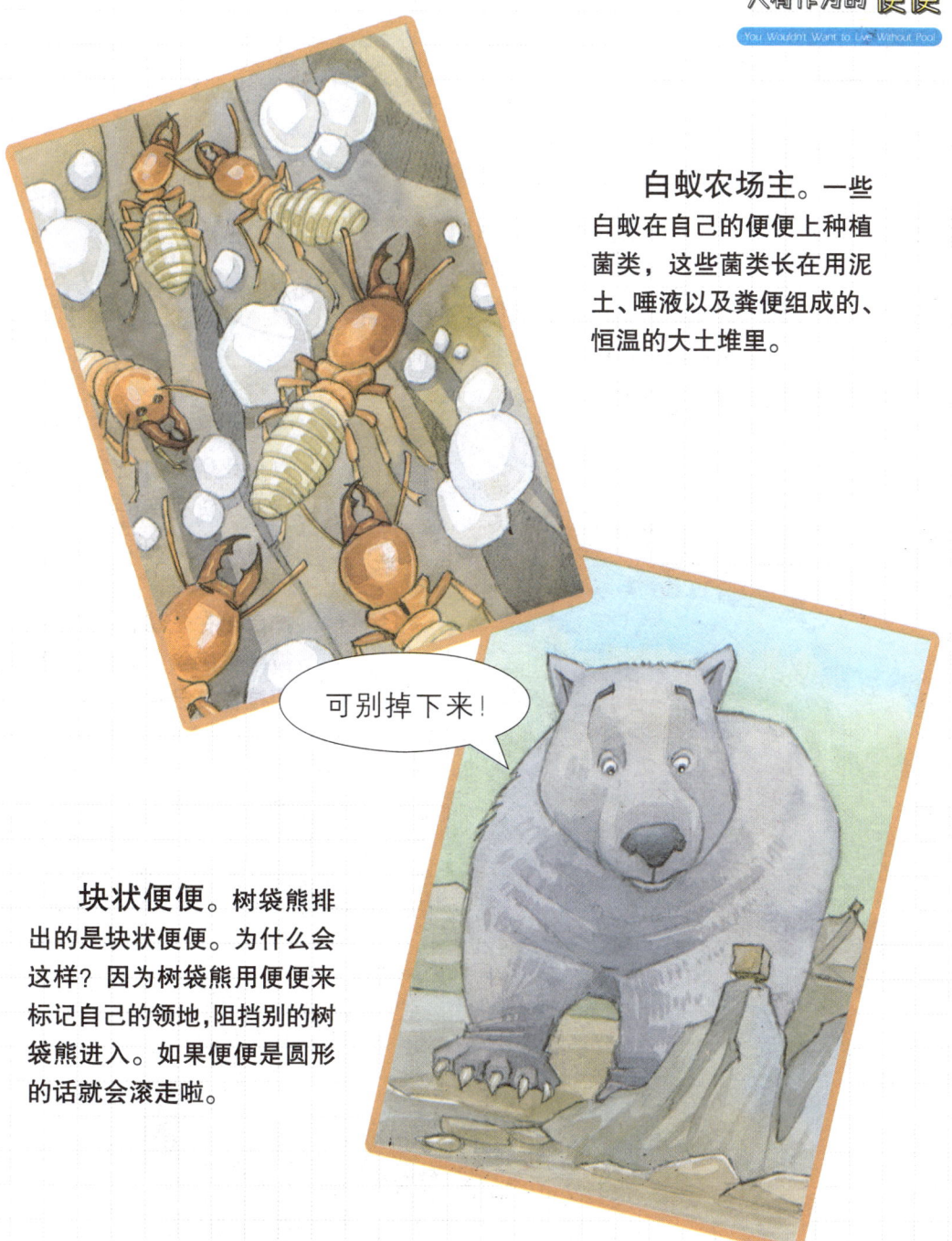

白蚁农场主。 一些白蚁在自己的便便上种植菌类，这些菌类长在用泥土、唾液以及粪便组成的、恒温的大土堆里。

可别掉下来！

块状便便。 树袋熊排出的是块状便便。为什么会这样？因为树袋熊用便便来标记自己的领地，阻挡别的树袋熊进入。如果便便是圆形的话就会滚走啦。

双领斑走鸻(一种生活在非洲南部的鸟类)会将蛋产在羚羊的便便附近。蛋的颜色和羚羊便便颜色很相似,是一种绝好的保护色。

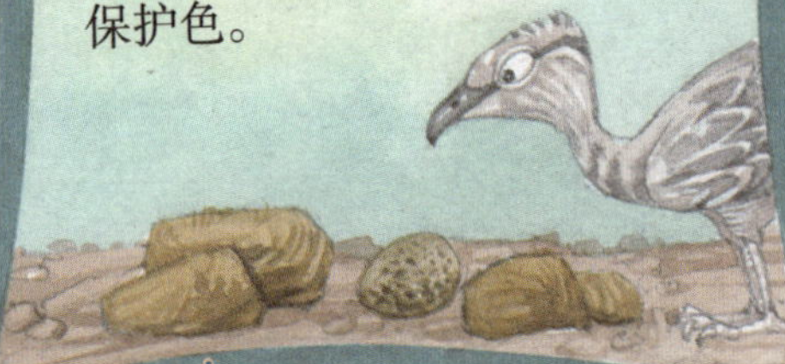

原来如此!

秃鹫的胃液几乎可以杀死所有的细菌——这点对于食腐鸟类来说至关重要。它们的便便中含有同样的体液,所以为了保护自己在吃动物尸体时不被细菌感染,它们会把便便拉在自己的脚上!

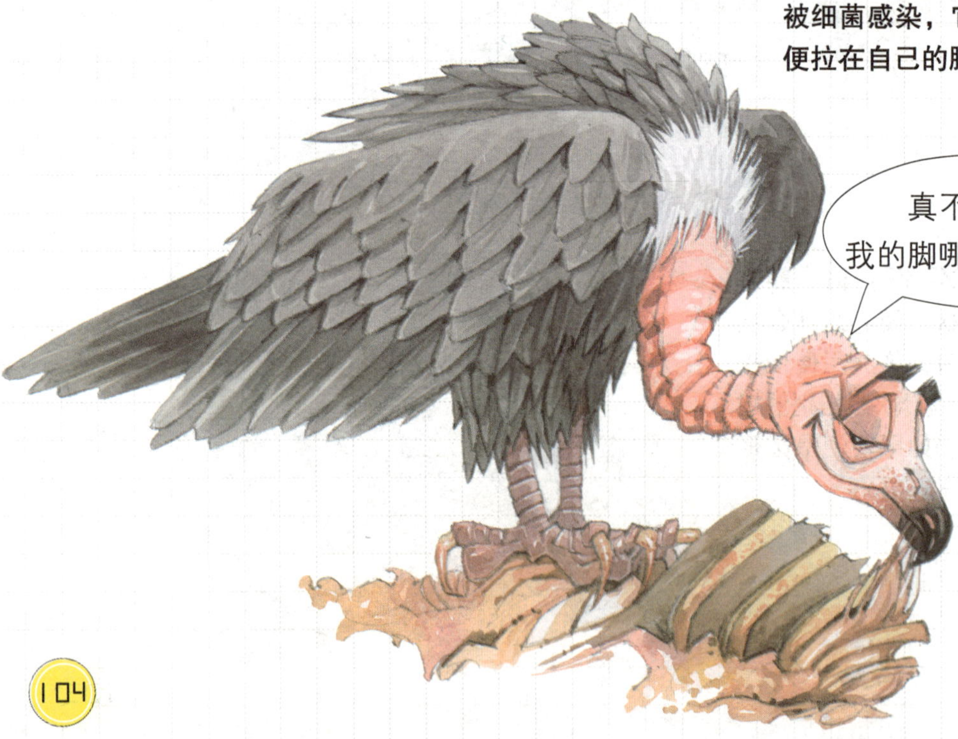

真不知道这肉和我的脚哪个更臭!

便便能当肥料吗？

当然可以！便便对于促进植物生长非常有用。事实上，使用动物粪便作为庄稼肥料已经有至少 8000 年的历史了。动物粪便做成的肥料被称为粪肥，其中含有氮、磷、钾，能够使土壤更加肥沃。粪肥还能使土壤更加容易吸收和储存水分。除了使用牛、羊、猪、鸡的粪便，农民们还会使用鸟粪。人类的粪便经过特殊处理后也可以作为肥料使用。

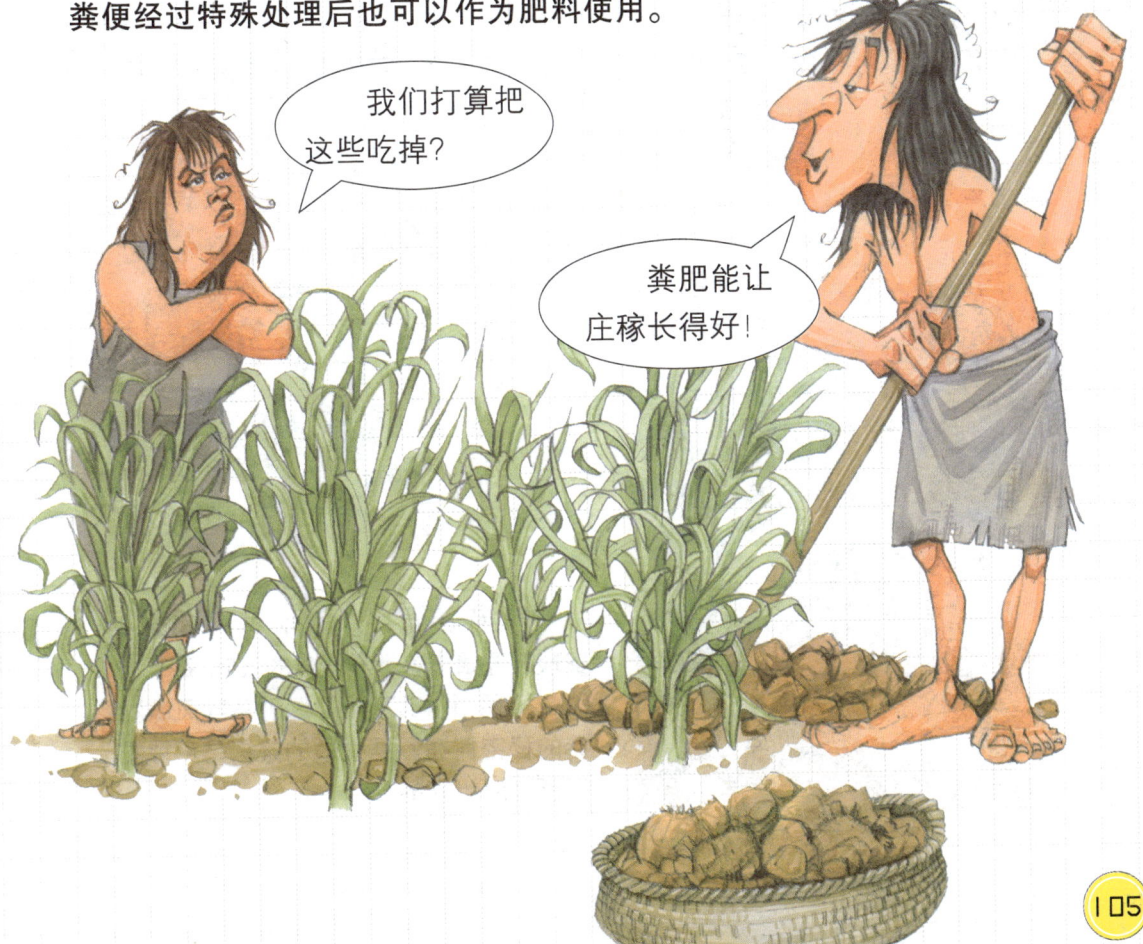

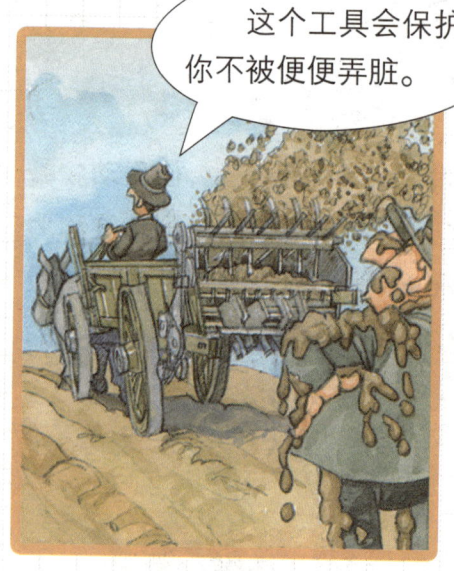

撒施粪肥。 过去粪肥一直是人工撒施。19世纪90年代,德国人约瑟夫·奥本海默发明了施肥机,将农民们从这项耗时且臭气熏天的工作中解放了出来。

人类粪肥。 人类使用自己的便便作为肥料,已经有几千年的历史了。如今,我们一般会在污水处理环节除去有害细菌,余下的沉淀物(也称为生物固体)可以安全放心地用作肥料。

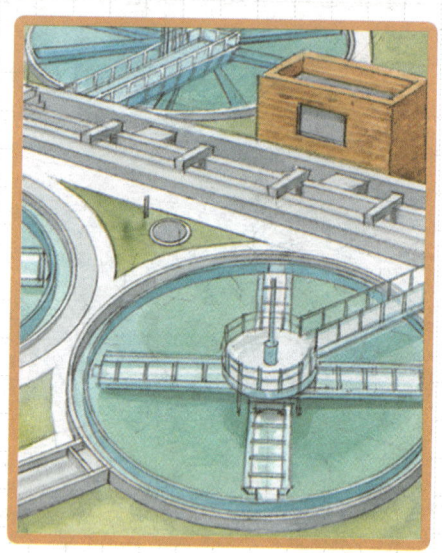

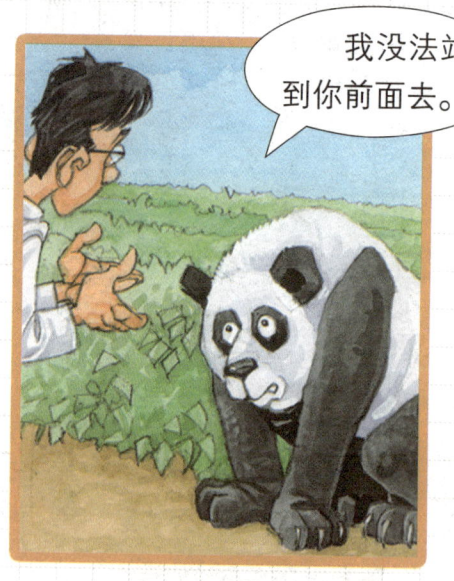

熊猫便便茶。 2012年,中国商人安琰石开始出售世界最贵的茶叶,每千克约合人民币42万元。这种茶叶风味独特的秘密何在?据说他的茶树是用熊猫便便浇灌出来的。

大有作为的便便

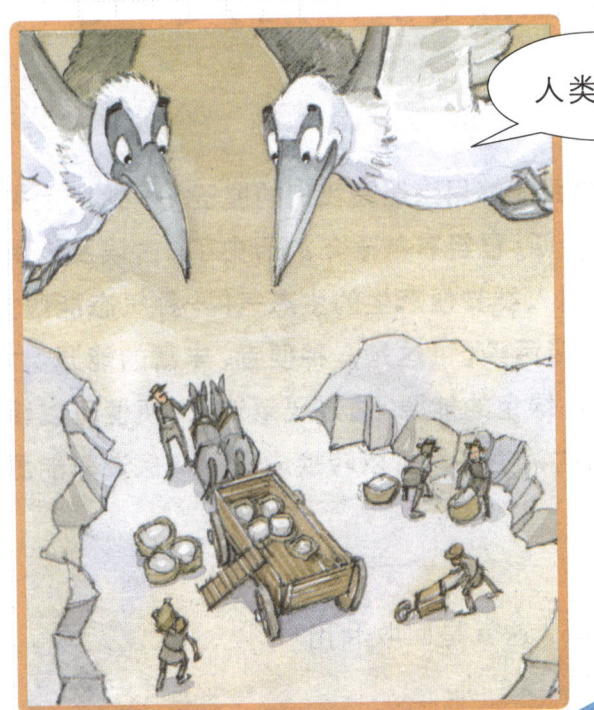

开采鸟粪。海鸟在秘鲁附近的岛上拉便便,已有数千年的历史。这些岛上的鸟粪已经累积达46米深!人们之所以"开采"这些鸟粪,是因为它们是农作物绝好的肥料。

要想让花园更肥沃,可以将粪肥和堆肥(腐烂的植物等)混合在一起,撒在花草上。

你也能行!

便便能提供动力吗？

我们冲到马桶里的东西能够用来照亮我们的屋子——这听上去有些奇怪，但确实如此！用便便作能源，已经有数千年的历史了。古埃及人用晒干的动物粪便生火做饭，亚述人用人类粪便产生的生态气（一种气态能源）加热洗澡水。尽管这样做会导致大量污染，可这是一种便宜、丰富的能源。如今，我们可以用便便生成更为清洁、绿色的能源：通过厌氧消化，便便可以转换成用来发电和生热的生态气。而这种生态气可以转换成一种环保汽车能源——生物甲烷。

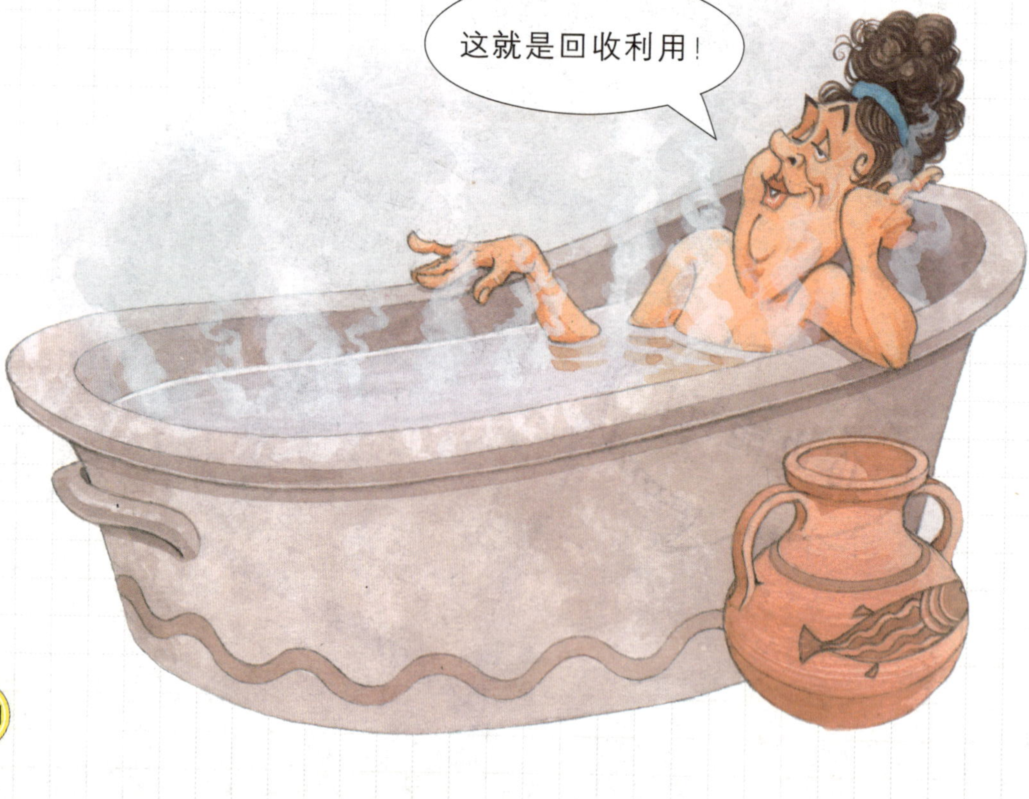

> 这就是回收利用！

厌氧消化过程

1. 便便被收集到一个没有氧气的密封容器中(也就是厌氧消化池)。之后,这个容器会被加热。

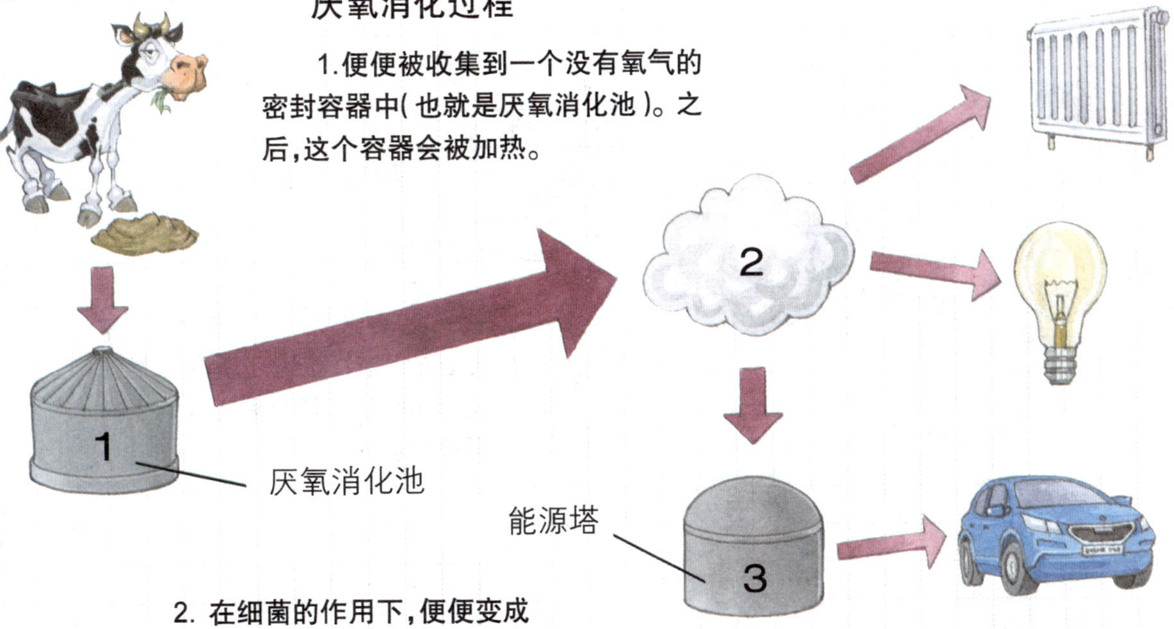

2. 在细菌的作用下,便便变成生态气。这些气体可以用来供暖,也可用来发电。

3. 生态气中的二氧化碳可以提取出来,生成的生物甲烷可作为气体能源或汽车燃料。

氢气厕所。有研究团队建了一个厕所,用太阳能将人类粪便中的氢气提取出来。余下的废弃物可用作化肥。

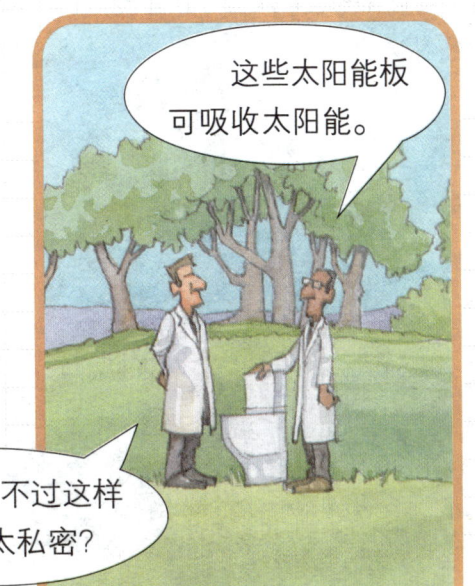

这些太阳能板可吸收太阳能。

没错,不过这样是不是不太私密?

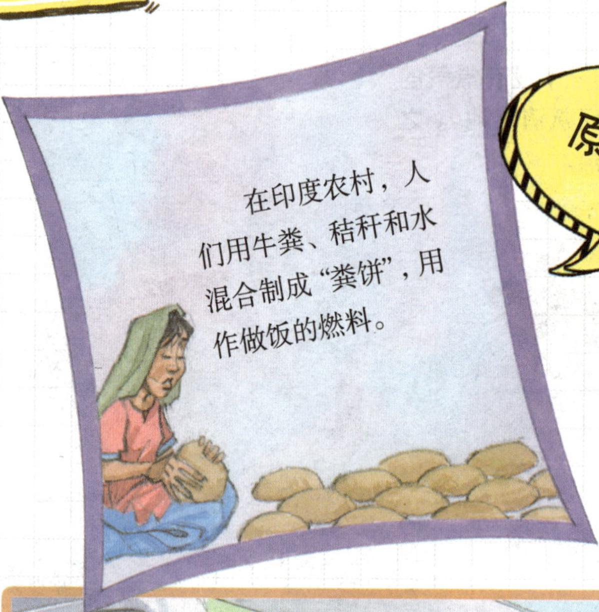

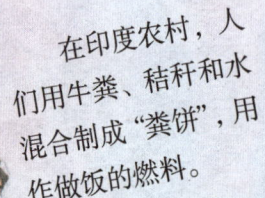

在印度农村，人们用牛粪、秸秆和水混合制成"粪饼"，用作做饭的燃料。

原来如此！

便便大巴。"生态大巴"在英国布里斯托尔运行，是用人类粪便和厨余垃圾混合后生成的生物甲烷驱动的。

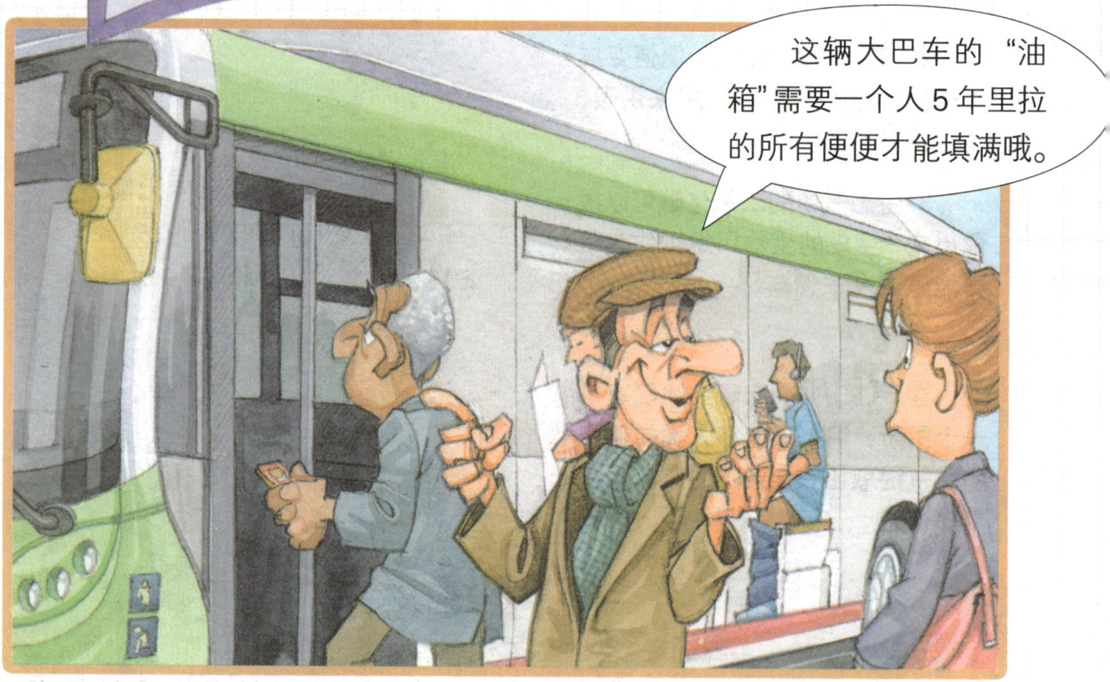

这辆大巴车的"油箱"需要一个人5年里拉的所有便便才能填满哦。

大有作为的 **便便**
You Wouldn't Want to Live Without Poo!

便便能让我们健康吗？

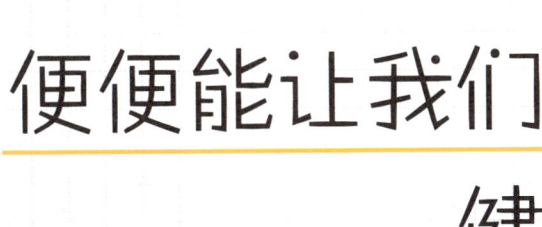

我们之前说过便便如何导致我们生病，所以如果说便便还能让我们健康，听上去是不是很奇怪？———但它真的可以！比如，便便可以诊断疾病，通过化验便便样本，医生可以确诊病人消化系统的疾病，并且了解肝脏和胰腺的情况；便便还可以帮助病人康复，通过粪便移植，医生们将健康人的经过处理的便便移植到患有肠道疾病的病人体内，健康便便内含有的有益菌群可以替换病人的肠道细菌，帮助其战胜疾病。

为什么英语里便便叫作"凳子*"？

在英语中，便便有时被叫作"stool"。这是因为在英国的都铎王朝时期（1485—1603），人们使用夜壶拉便便时，通常是坐在"便凳"或"恭凳"上的，后来人们就用"凳子"作为委婉语来指代便便。

*译注：stool 也有"凳子"的意思。

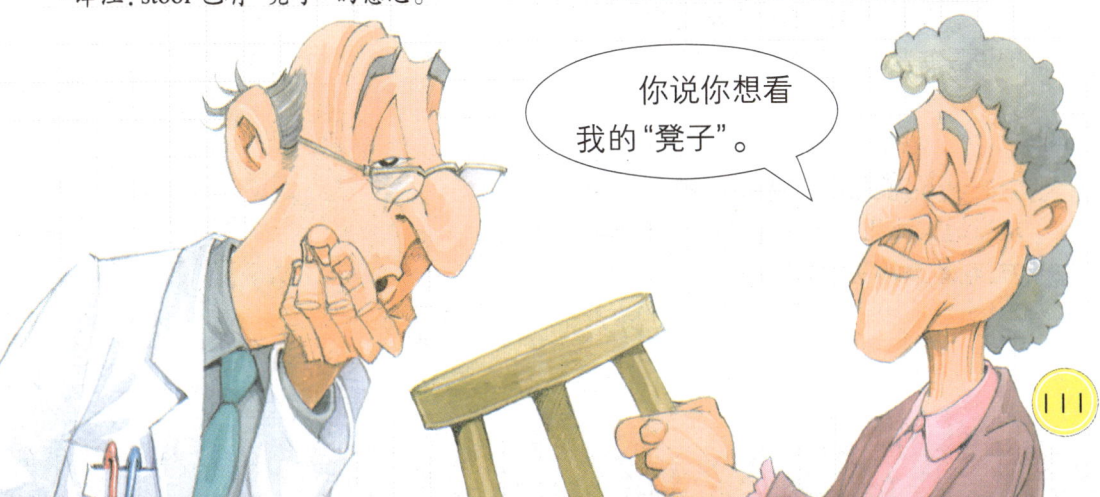

你说你想看我的"凳子"。

身边的科学

便便防辐射。飞往太空的宇航员会被暴露在危险的宇宙射线中。如何解决？把宇宙飞船舱壁涂上他们自己的便便！

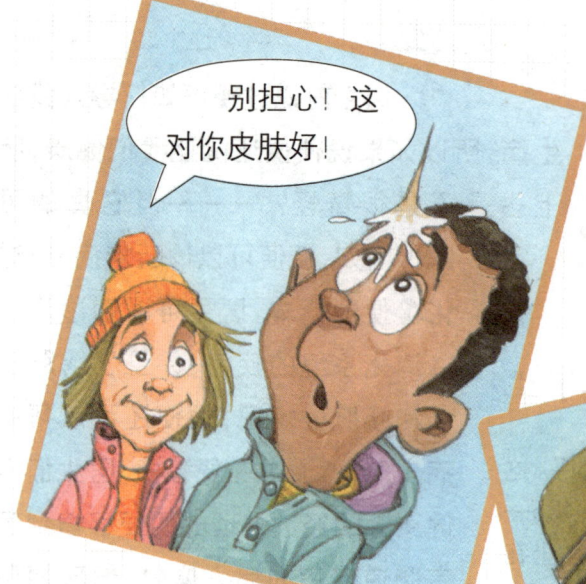

日本的夜莺主要吃植物种子和浆果。人们用它们的便便敷面膜——据说具有紧致皮肤、清新焕颜之效。

骆驼便便。二战期间，德国士兵从当地人那儿找到一种治疗痢疾的秘方：吃新鲜的骆驼粪！

大有作为的便便

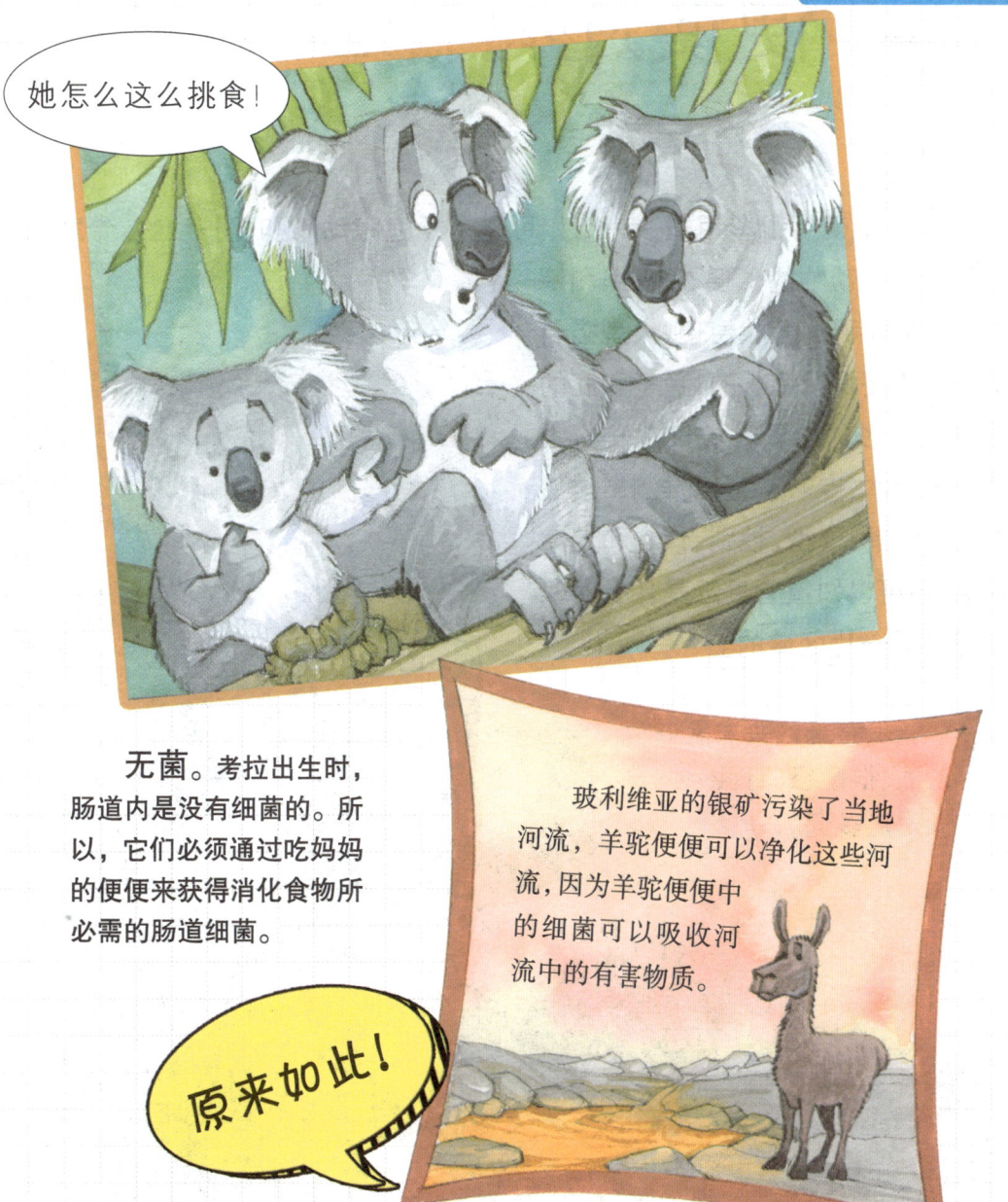

她怎么这么挑食！

无菌。 考拉出生时，肠道内是没有细菌的。所以，它们必须通过吃妈妈的便便来获得消化食物所必需的肠道细菌。

原来如此！

玻利维亚的银矿污染了当地河流，羊驼便便可以净化这些河流，因为羊驼便便中的细菌可以吸收河流中的有害物质。

便便还有什么用途？

便便有很多用途——比如可以用于追踪动物和保护动物。专家们可以辨别不同动物的便便：狗、熊和浣熊拉的是黏稠的管状便便，大型猫科动物的便便是泪滴状的，兔子和鹿的便便是圆形的小颗粒。仅从一份大象粪便标本，专家就可以推测出这头大象的年龄、体型、性别、饮食和健康状况，还可以知道它最近是什么时候出现在这一片区域的。

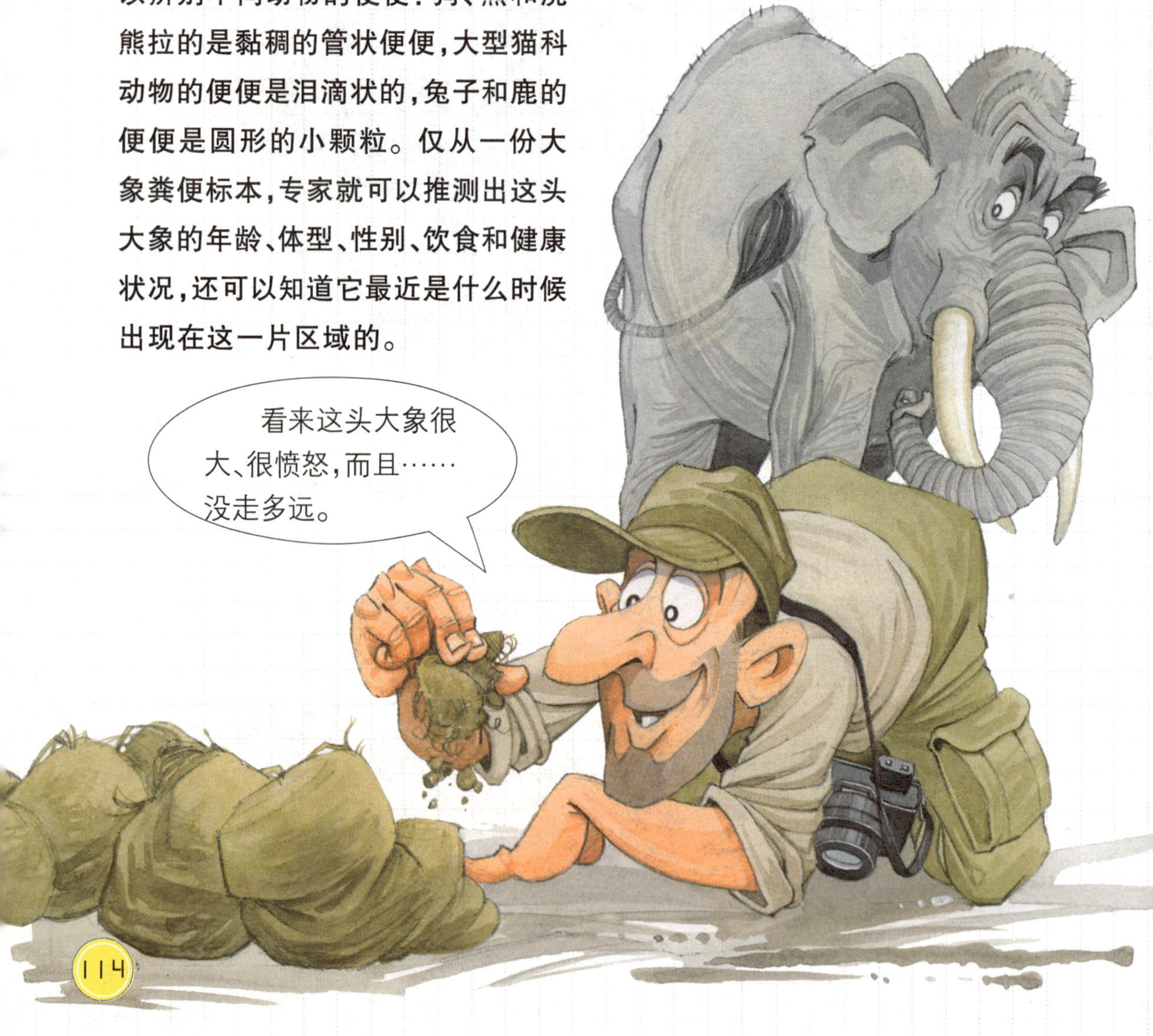

> 看来这头大象很大、很愤怒，而且……没走多远。

大有作为的便便

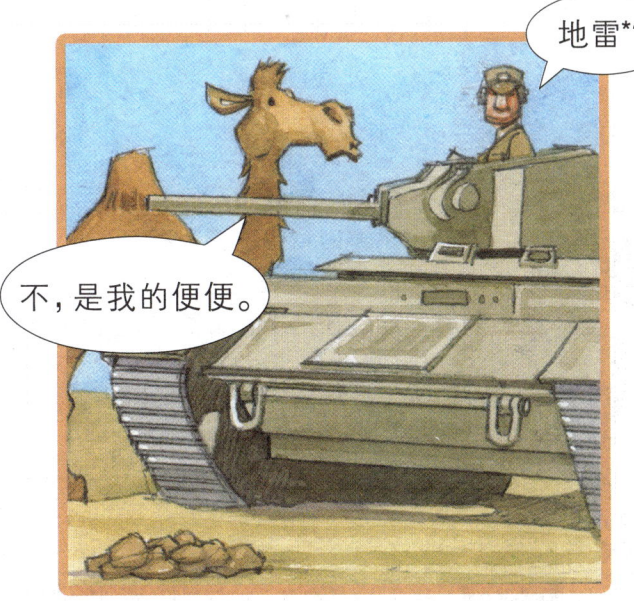

*译注：英语中"地雷"和"我的"是同一个词。

便便伪装。二战期间，在北非的同盟国（反法西斯国家）军队埋的地雷和骆驼粪的样子差不多。

掷牛粪饼是美国中西部偏远地区很受欢迎的一项运动。人们所扔的牛粪饼是一种晒干的、光盘模样的牛粪。

鲸鱼便便可以透露很多信息，包括它们体内的压力水平。科学家们发现"9·11"恐怖袭击导致某些海域停止航运后，该海域的鲸鱼体内压力水平明显下降。

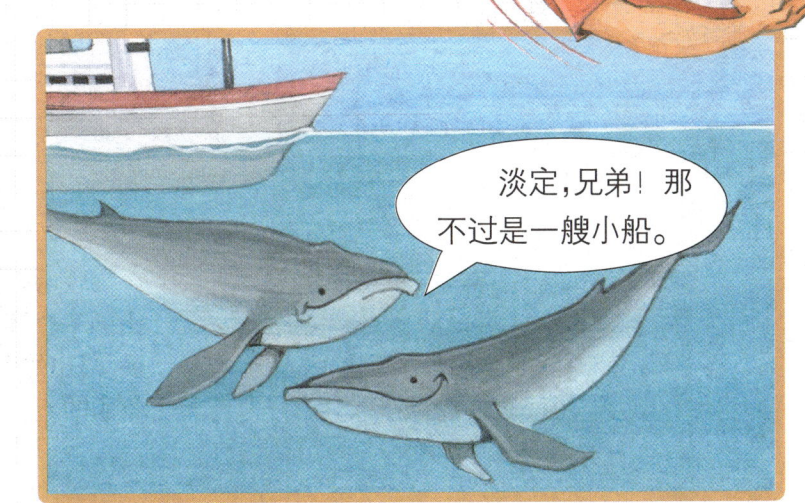

115

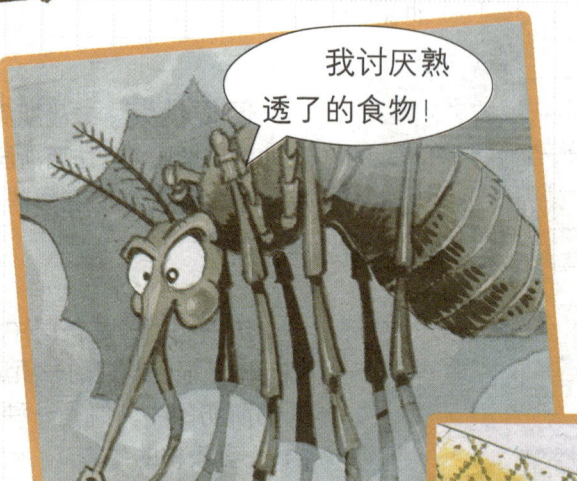

"我讨厌熟透了的食物!"

昆虫喜欢新鲜的牛粪,却受不了干牛粪燃烧时冒出的烟。在非洲,人们燃烧牛粪,来驱赶传播疟疾的蚊子。

"原来如此!"

皮匠曾在鞣革时使用狗屎。他们使用狗屎和水的混合物揉搓皮面。狗屎中的细菌可以使皮革更柔软。

便便艺术。 2013年,旧金山的一个画廊举办了一个艺术展,展出的画作都是用动物排泄物画的。

便便能做哪些东西？

便便可以用来做很多有用的东西。比如牛粪，传统上就被用作建筑材料，可以当作水泥，也可以用来糊墙或是涂在地面上以保暖。牛粪干了以后像水泥一样坚固，且不会散发异味。在印度农村地区，一些厕所就完全用牛粪建成。等牛粪干了以后，这样的房子可以抵挡得住强劲的季风。2009年，印度尼西亚学生开发出一种牛粪砖。这种砖比普通石砖要坚固20%，而且更轻，还避免了采石造成的环境破坏。

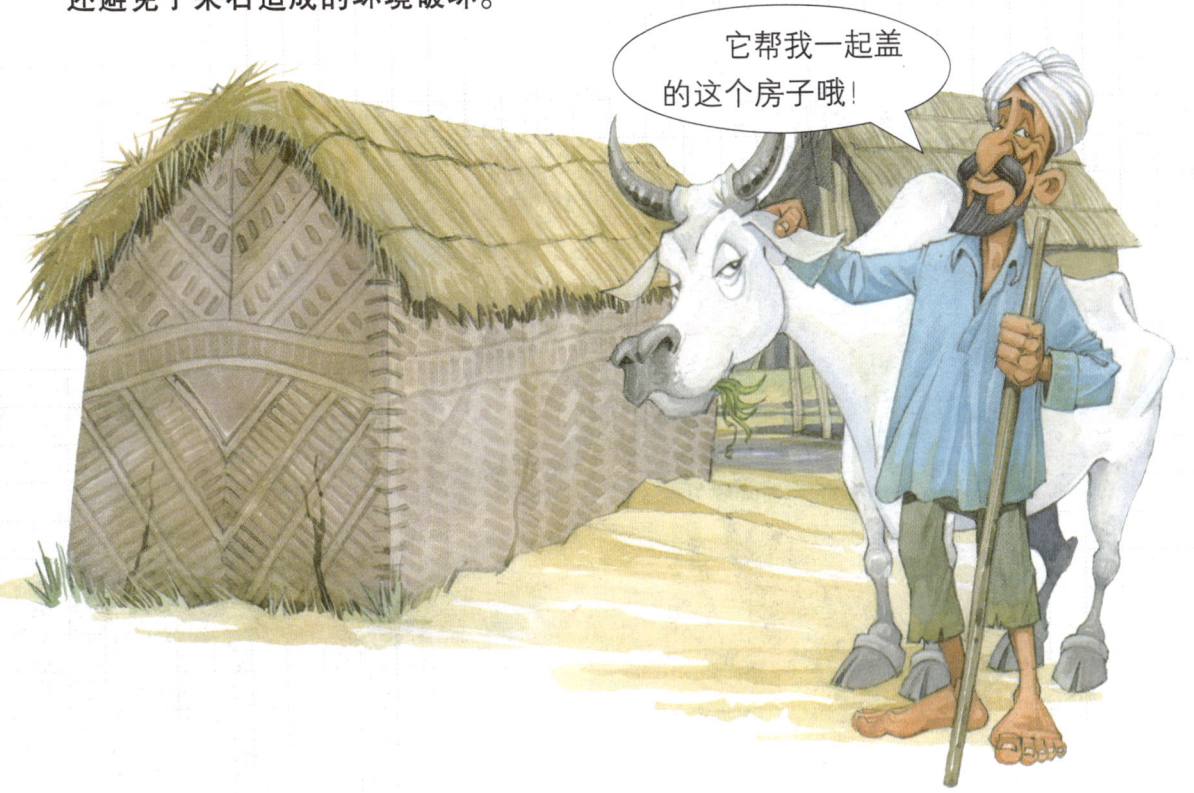

它帮我一起盖的这个房子哦！

身边的科学

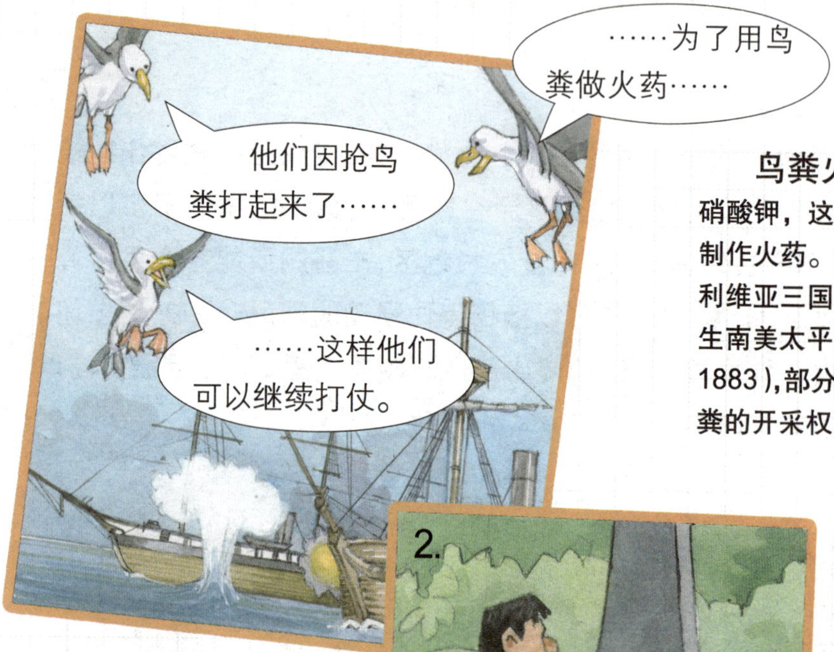

……为了用鸟粪做火药……

他们因抢鸟粪打起来了……

……这样他们可以继续打仗。

鸟粪火药。 鸟粪富含硝酸钾，这种物质通常用于制作火药。智利、秘鲁和玻利维亚三国之间，之所以发生南美太平洋战争（1879—1883），部分原因就是争夺鸟粪的开采权。

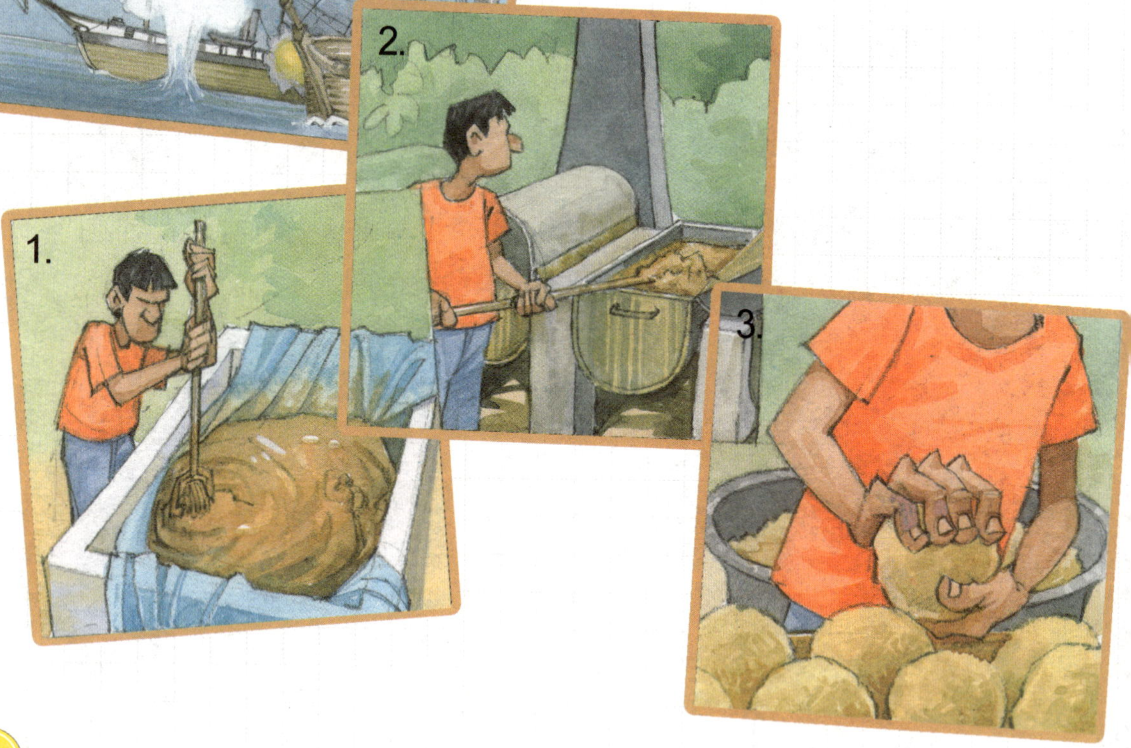

1.

2.

3.

大有作为的便便

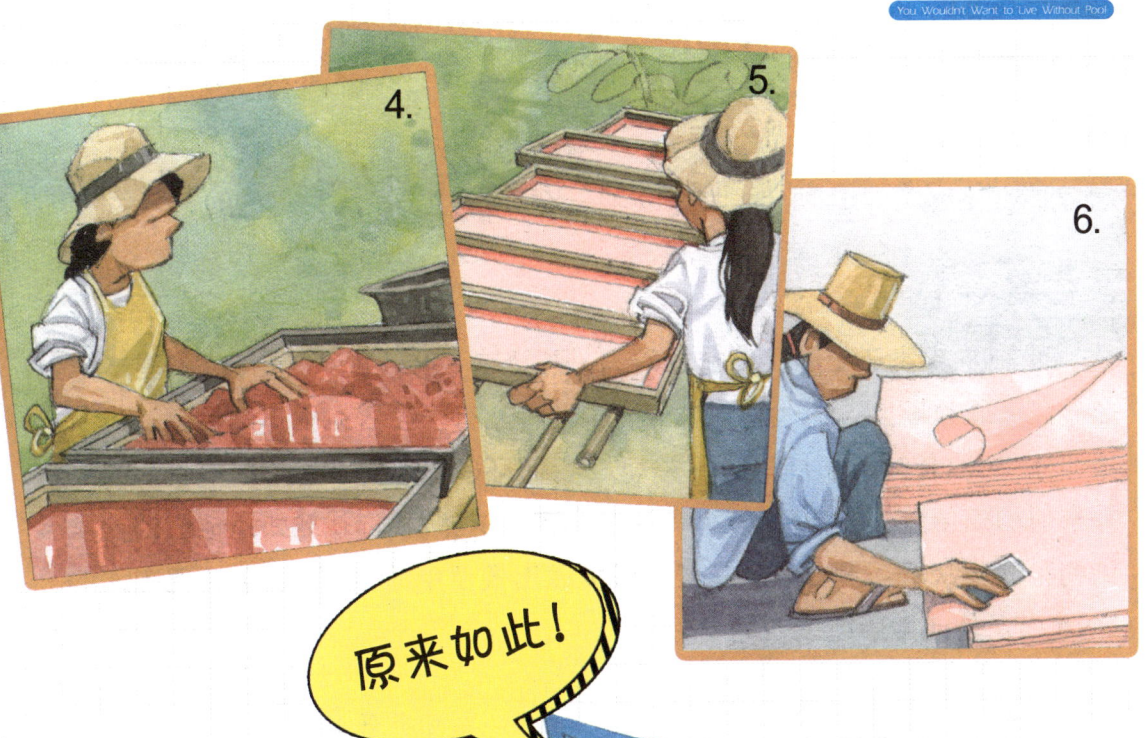

原来如此！

便便造纸。在泰国，为了给大象保护项目筹钱，人们用大象粪便制作上好的书写纸张。我们来看看他们是怎么做的：

1. 将大象粪便清洗后煮 5 小时。
2. 快速搅拌 3 小时，以切断粪便里的纤维。
3. 分成大小一致的小球。
4. 过筛后铺在木框架上。
5. 在太阳下晒干。
6. 打磨成光滑表面。

麝香猫喜欢吃咖啡树的果子，却只能部分消化它们。那些通过麝香猫便便排泄出来的咖啡豆被用来做成一种咖啡，售价极其高昂，也就是著名的"猫屎咖啡"。

我们能从古代的便便中了解到什么？

在人类历史的大部分时间里，厕所和下水道并不存在，人们基本上想拉哪儿就拉哪儿。这也就意味着，这世界上有很多古人留下的便便——术语叫作"古粪便"。通过研究"古粪便"，我们可以得知古人们是如何生活的。分析他们便便里的植物种子、小骨头以及寄生虫卵，我们就能知道他们的饮食结构和健康状况。考古学家甚至可以提取出便便中的DNA，包括便便主人的DNA以及他或她所吃东西的DNA。

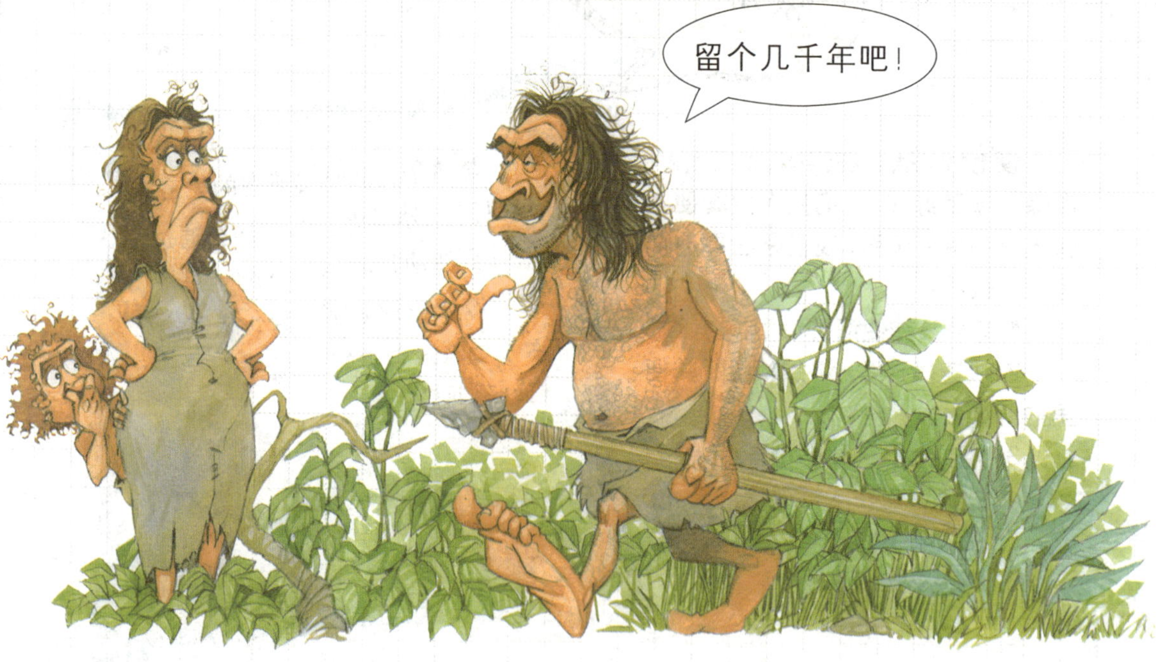

留个几千年吧！

大有作为的便便

最古老的便便。 以往，考古学家一直认为尼安德特人是肉食者，但尼安德特人距今5万年的便便表明，他们也吃浆果、坚果以及蔬菜。

十字军士兵的便便中含有寄生虫。研究者在研究一座位于塞浦路斯的12世纪城堡中残留的便便时，发现其中含有蛔虫卵，这些蛔虫可以长到30.5厘米，寄生在人的肠子里，偷食寄主的营养物质。

南美洲两个古代部落的**化石粪便**表明，他们尽管比邻而居，但饮食完全不同。萨拉多伊兹部落的便便表明他们喜欢吃鱼，而乌埃科伊兹部落的便便则显示他们更爱吃玉米和野生菌。

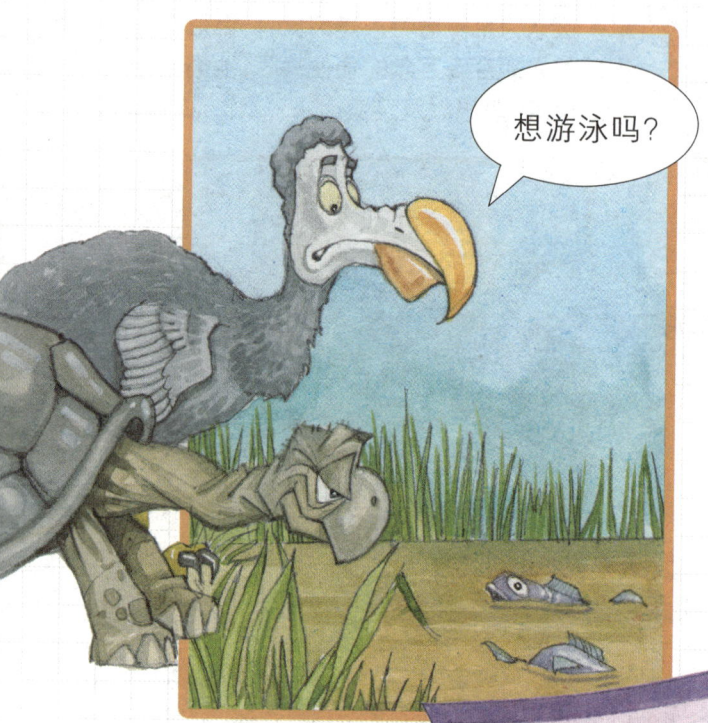

死于便便。 在距今4200多年前的一场持续50年的大旱中,非洲毛里求斯岛上的大量动物灭绝了。研究人员通过研究岛上的沉积物发现,这些动物的排泄物混入了它们的水源中,最终导致它们死亡。

考古学家通过研究古粪便能了解到古人饮食结构的变化,甚至可以(分析被消化的花粉)知道某地是在一年中的什么季节被人类占据的。通过这些,我们可以了解到很多事情,比如人类最早何时开始耕种。

便便会影响环境吗?

便便对环境影响很严重。狗屎中的有害细菌会破坏草坪、污染水道。牛粪释放出甲烷和一氧化二氮*,污染大气,并导致全球变暖。牛粪流到河流中会增加水中的氮和磷含量,导致水藻大量繁殖,鱼类和水生植物会因此死亡。不过便便也能带来好处。比如鲸鱼的便便,可以增加海洋中的氮和铁,有助于鱼类赖以生存的微生物的生长。

*译注:牛反刍打嗝或放屁会排放温室气体甲烷,牛粪中含有一氧化二氮(N_2O)。

海参通过消化沙子、排出碳酸钙来建珊瑚礁,碳酸钙是珊瑚丛形成时必需的一种矿物质。

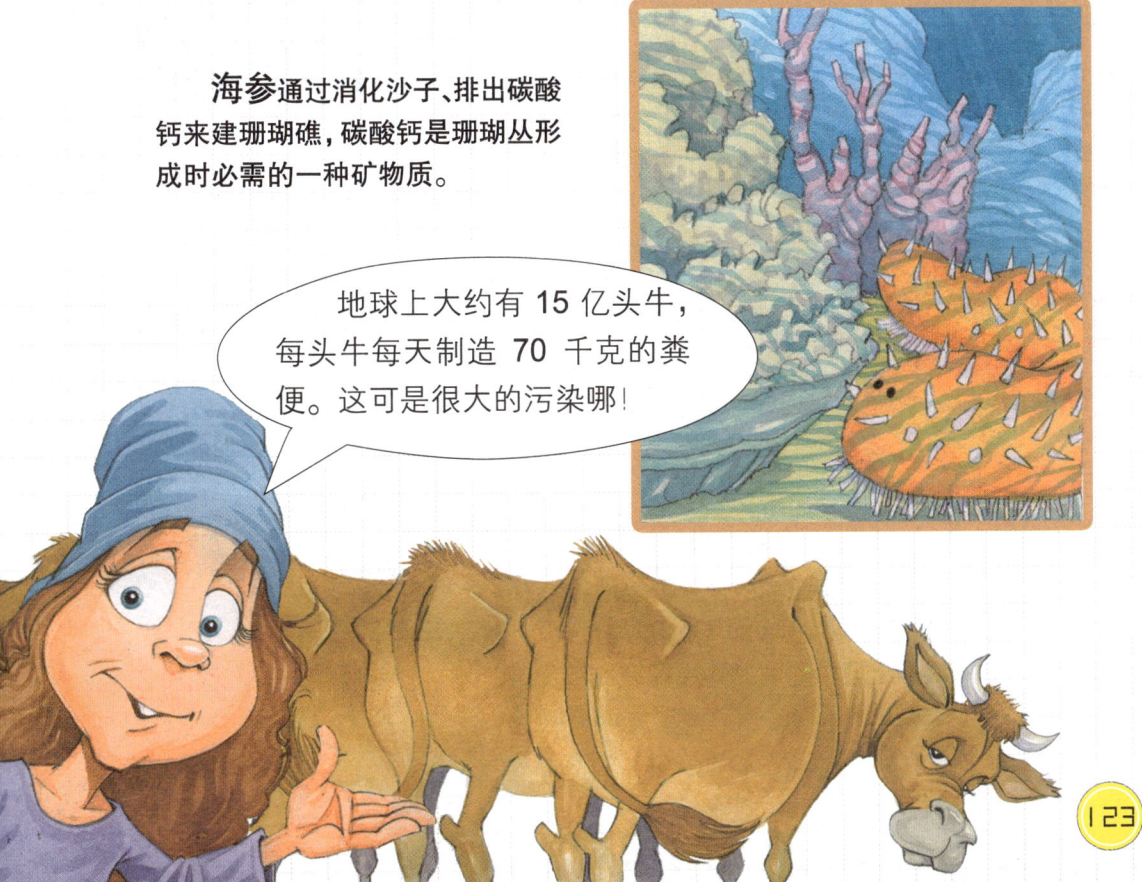

地球上大约有 15 亿头牛,每头牛每天制造 70 千克的粪便。这可是很大的污染哪!

熊猫便便中含有一种细菌,能分解极其坚硬的植物组织,可以用来帮助制造生物能源。

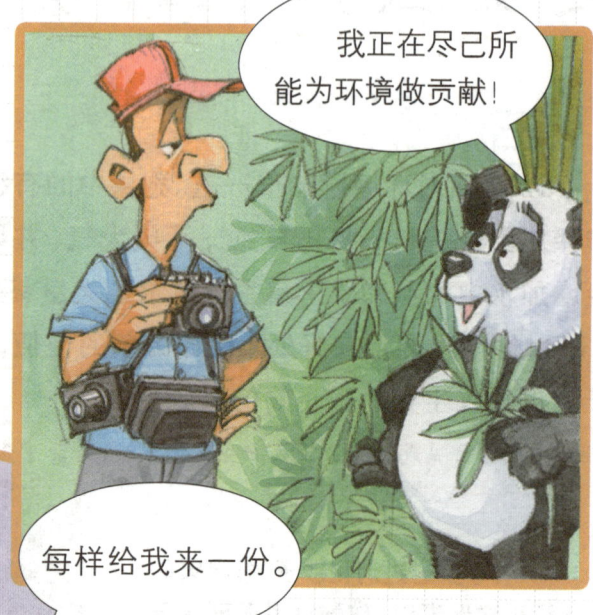

我正在尽己所能为环境做贡献!

每样给我来一份。

伪便便。软体动物什么都吃。一旦不能消化,它们就把消化不了的物体分别用黏液裹好,再排泄出来。这种"伪便便"能帮助清扫海洋中的垃圾。

人们将蚯蚓的便便委婉地称作"**虫铸件**"(worm casting)。这些便便可以增加土壤中的营养物质和有益细菌,使土壤更加肥沃。

大有作为的便便

建岛礁。鹦鹉鱼以海藻为食，也会在进食时咬下珊瑚，之后再拉出来变成沙子。经年累月，鹦鹉鱼事实上以这种方式参与了拉美加勒比地区岛屿的建设。

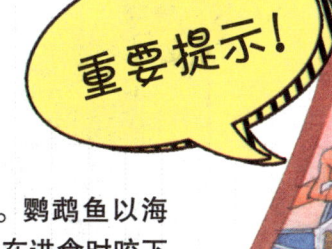

重要提示！

把狗的便便冲到厕所里，或是用便便袋装起来扔到垃圾桶里。

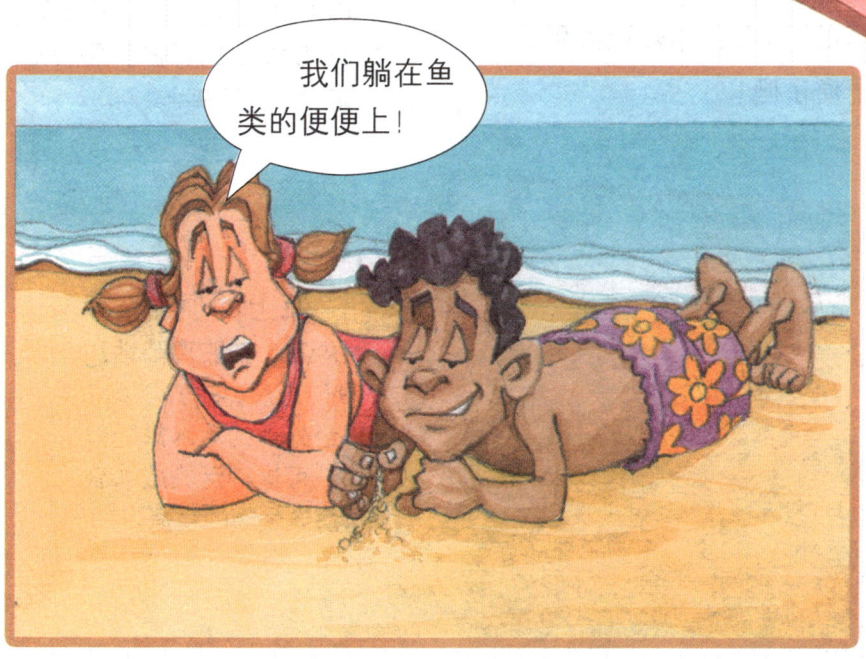

我们躺在鱼类的便便上！

便便去哪儿了？

你一定会上厕所，也冲过厕所。冲完后便便都去哪儿了呢？其实，便便（这里称作"污物"）和尿、生活废水一起经过一系列长长的管子，最终通到污水处理厂。尽管便便很脏、很臭，有时甚至还有危险，但我们之前了解了很多便便的重要用途，现在你知道我们为什么离不开便便了吧！

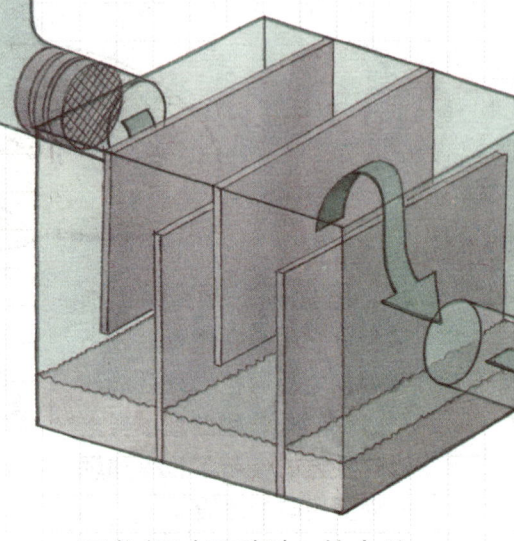

污物到达污水处理厂。

污物经过沉砂池，其中的大块废物都会被除掉，包括生活垃圾、大的沙砾等。

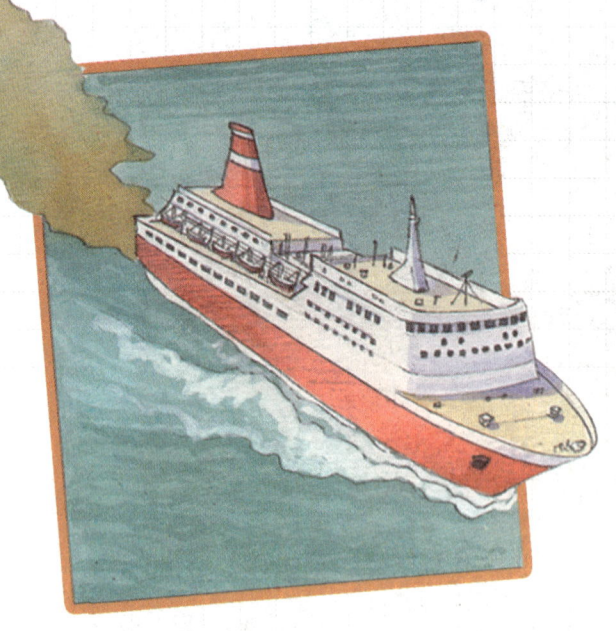

海上的便便。 按照规定，在驶离陆地约19千米后，轮船可以将未经处理的污水排到船外。可这种污染威胁到了海洋生物的生命。

大有作为的便便

余下的污物被泵入沉淀池，在那里，细菌分解有机物并产生甲烷。

液体废物会经过一个活性污泥池，里面的细菌会把有机物吃掉。

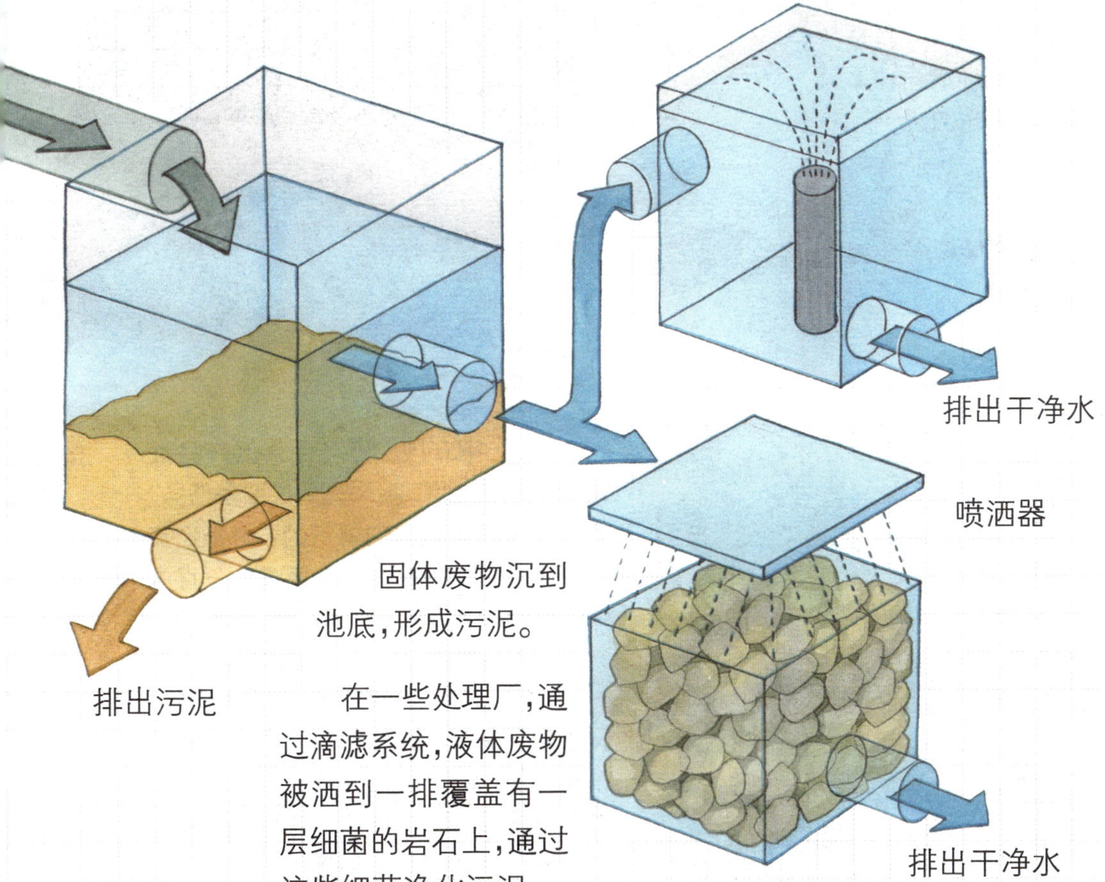

排出干净水

排出污泥

固体废物沉到池底，形成污泥。

喷洒器

在一些处理厂，通过滴滤系统，液体废物被洒到一排覆盖有一层细菌的岩石上，通过这些细菌净化污泥。

排出干净水

身边的科学

原来如此!

有一种叫作"便便处理机"的机器,可以将狗屎铲起来,在一分钟之内将其焚烧成一种无菌无味的灰。

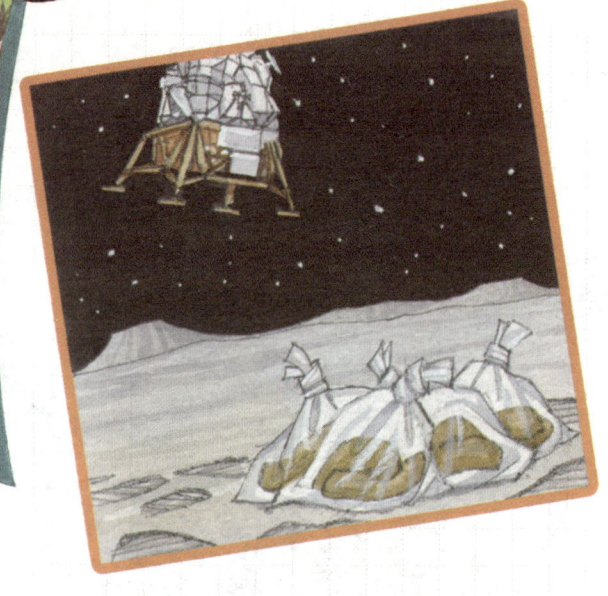

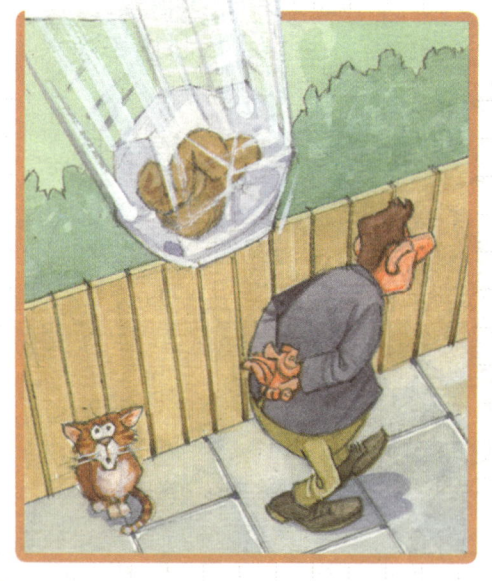

太空中的便便。 月亮上有将近100袋便便,它们是参与"阿波罗号任务"登上月球的宇航员们留下的。由于没有风和雨,这意味着,这些便便将会一直这样完好地保存下去。

飞机上的便便。 1979—2001年,仅仅美国境内,就有至少27个巨大的冷冻粪球从"天"而降。如今,飞机上都使用真空马桶,可以将飞行过程中的废物吸入一个带封口的集便罐内。

术语表

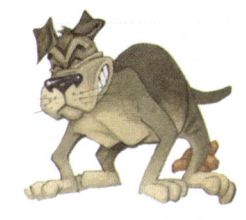

大有作为的便便
You Wouldn't Want to Live Without Poo!

Algae 海藻 一种简单、不开花的微生物。

Anaerobic digestion 厌氧消化 细菌在无氧环境下将有机物分解的过程。

Bacteria 细菌 单细胞微生物,有些可以导致疾病。

Biofuel 生物燃料 一种从有生命的物体中获得的能源。

Biogas 沼气 一种在无氧环境下通过分解有机物产生的气态能源(例如甲烷)。

Biomethane 生物甲烷 可以当作天然气使用的净化后的沼气。

Compost 堆肥 腐烂的有机物,可以用作植物肥料。

Cosmic rays 宇宙射线 以接近光速的速度穿行在宇宙中的高能粒子。

Defecate 排便 拉大便。

DNA 脱氧核糖核酸 在每种生物中都能找到的分子,其中含有生物体的基因信息(这种信息能够决定生物体的特征)。

Dysentery 痢疾 一种可以导致严重腹泻的肠道疾病。

Eco-friendly 环保 对环境无害的。

Excrete 排泄 排出废物。

Excrete 粪便 食物经过消化后从肠道内排出的废物。"便便"的另一种说法。

Fibre 纤维 一种存在于谷物等食品中的物质,不容易被消化,有助于帮助消化过的食物经过肠道。

Global warming 全球变暖 二氧化碳及其他污染物含量增加而导致地球大气温度逐渐上升的现象。

Gut bacteria 肠道菌群 动物肠道内存在的微生物群落。

身边的科学

Intestine 肠道 消化系统的后半部分，从胃的末端到肛门。

Larva 幼虫 昆虫未发育完全的形态。

Liver 肝脏 动物体内一种较大的器官，属于消化系统，是尿素合成的主要器官，也是新陈代谢的重要器官。

Malaria 疟疾 一种因寄生虫导致的疾病，可以破坏血液中的红细胞。

Manure 粪肥 用作肥料的动物粪便。

Mollusk 软体动物 一类生活在潮湿、水生环境中的动物，包括蜗牛、蚌、贻贝等。

Monsoon 季风 南亚和东南亚地区的一种气候，每年5月至9月间刮夏季风，常带来雨形成雨季；每年10月至来年4月刮冬季风，形成旱季。

Neanderthal 尼安德特人 一种已经灭绝了的人种，生活在距今3.5万年以前的欧洲地区。

Nutrient 营养物 一种可以给身体提供生长发育所必需的营养成分的物质。

Pancreas 胰腺 动物体内一种较大的器官，位于胃的后面，在消化过程中扮演很重要的角色。

Parasite 寄生虫 一种生活在其他生物（寄主，或称宿主）体内或体表的生物，从寄主体内获取营养。

Sanitation 卫生设施 公共卫生必须的设施，比如清洁的饮用水供给装置、充足的污水处理装置。

Sewage 污物 下水道中液体或固体状的废物。

Virus 病毒 一种只能在活的细胞中繁殖生长的微生物。病毒会导致流感、普通感冒以及肠胃炎（肠胃型感冒）等疾病。

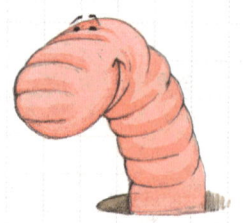

动物便便的奇葩用途

便便路灯：在美国马萨诸塞州的一个公园里，狗主人将狗屎倒入一种"消化器"内，这种"消化器"可将便便中的甲烷转换成气体燃料，用来给公园内的路灯提供能源。

无水厕所：弗吉尼亚·加德尼亚设计的"Loowatt"无水厕所能给发展中国家带来卫生设施和能源。当这种厕所满了以后，排泄物将被倒进"消化器"，并被转化成能源。

鸡饲料：苍蝇的幼虫蛆生活在粪便中。蛆能在一个星期内将粪便转化成堆肥，其本身也富含蛋白质。科学家们正研究将蛆作为鸡饲料的可能性。

填坑材料：在南非卡帕玛禁猎区内，人们用大象便便来填道路上的坑洞。

健康治疗：中医用飞鼠的便便敷在皮肤上，帮助血液循环；用蚕的便便（即蚕沙）舒缓压力。

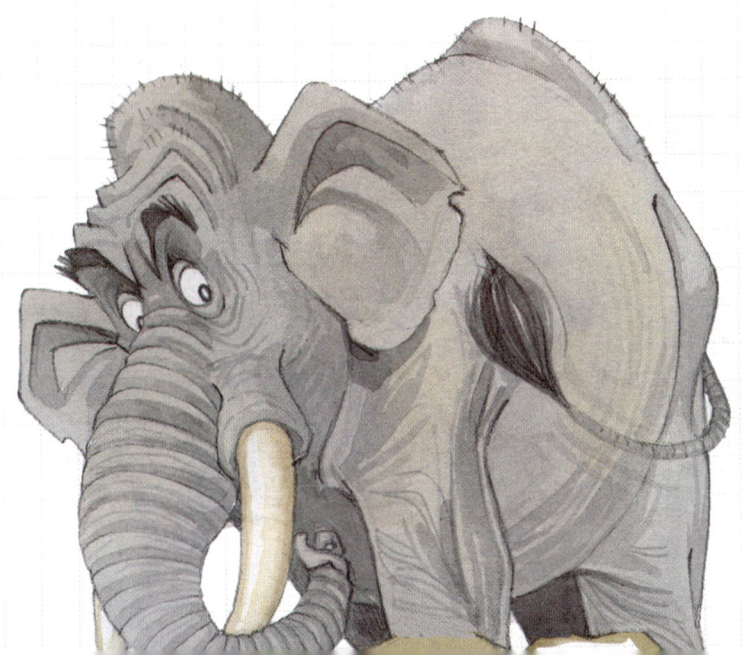

便便大巴车

2014年11月,"生态大巴"开始在英国城市布里斯托尔和巴斯之间运行。每天运行前,车子会在布里斯托尔的埃文茅斯加满满一罐燃料——由32000户家庭的厨余垃圾和粪便转换成的生物甲烷。这趟由便便提供动力的大巴车加一罐燃料最多可载40人,行驶300千米。一个人一年的厨余垃圾和粪便转换的燃料可以使大巴车行驶60千米。每个月最多有1万名乘客乘坐这趟车,他们中的很多人无疑也是燃料提供者。

如何运行?

生物甲烷通过厌氧消化产生。当人类排泄物和食物残渣倒入没有氧气的消化器内,细菌就会开始工作,将这些废弃物降解成富含甲烷的生物气。通过除去生物气中的二氧化碳并加入丙烷,生物气便升级成可作为汽车燃料的生物甲烷。这种压缩过的气体被存储在生态大巴顶部的一个穹顶状罐子中。大巴车的发动机和普通柴油大巴车的发动机运转方式相同。

为什么要这么做?

生物大巴的设计者认为,相较于传统大巴,这种大巴车是一种清洁、可持续的交通工具。它产生的二氧化碳比普通柴油大巴减少30%,排出的废气也是没有臭味的。最关键的是,这种能源是无限可再生的!

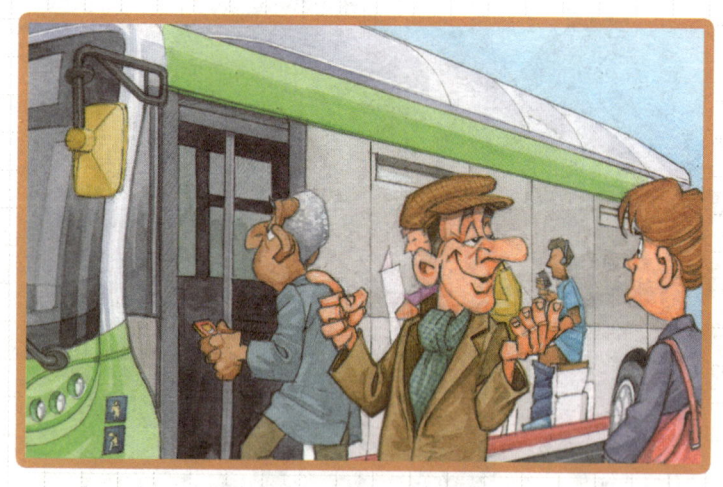

你知道吗？

◎便便之所以呈棕色，是因为其中含有死去的红细胞和胆汁。如果不含有这两种物质，便便就会呈浅灰色或白色。

◎早在20世纪初，马到处拉便便导致了大量污染，汽车一度被认为是环保的选择。

◎便便甚至可以导致火灾！因为细菌在粪便降解过程中会散热。2009年，一场粪肥导致的火灾烧毁了美国加州文图拉县6000英亩（约24.3平方千米）土地。

◎银斑稻苞虫的幼虫（毛毛虫）可以将其粪球射到1米开外。

◎直到2009年，迪拜还没有覆盖全市的排水系统。市内有些地方不得不通过卡车运送污水污物。

◎兔子每天最多可以拉将近500个粪球。

◎意大利撒丁岛产的卡苏马苏羊奶奶酪*，实际上是一种蛆的便便。这种蛆被喂食另一种佩科里诺羊奶干酪，排泄出的正是卡苏马苏羊奶酪。被人们食用时，奶酪中的蛆仍是活的。这些蛆虫在受到碰触时，最高能跳15厘米。

◎新生儿出生后的第一泡便便非常奇怪。这种便便是一种墨绿色、柏油状的物质，被称为胎便。因其中含有胆汁——一种由肝脏分泌产生、用于帮助消化的液体，所以呈现出墨绿色。

*译注：此为意大利语，原意为腐臭奶酪，又称活蛆奶酪。

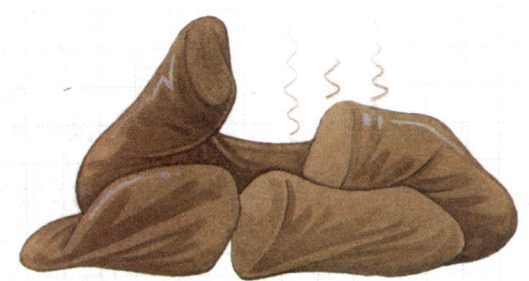

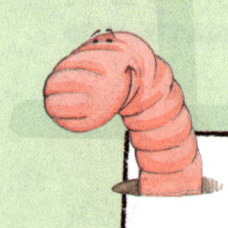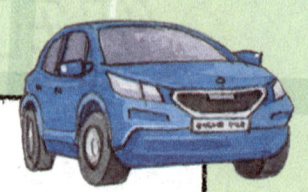

致谢

"身边的科学"系列丛书幸得众多小朋友的集思广益,获得了受广大读者欢迎的名字。在此,特别感谢郑悦、沈伊宸、杨丙乾、陈伊一、史一扬、高语果、郭晁颗、柴佳霖、赵汗青、李政瑶、刘芸熙、黄培风、李康乔、薛涵童、薛潜晰、夏骞和、苏子涵、汤婉宁、王语泽、王玥涵、刘铠烁、杨昊哲、黄静书、王雨澄、朱小萱等小朋友。

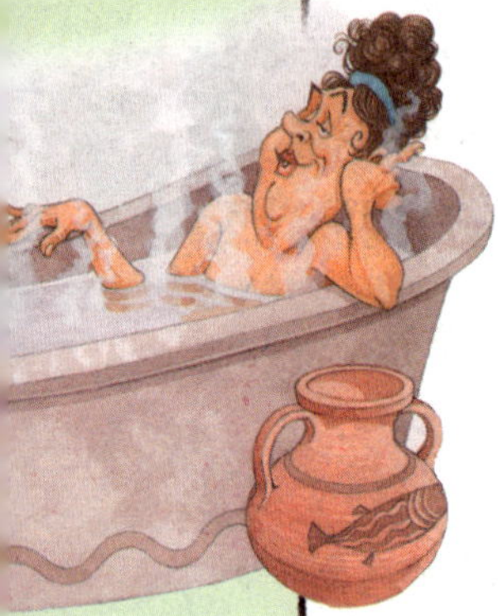

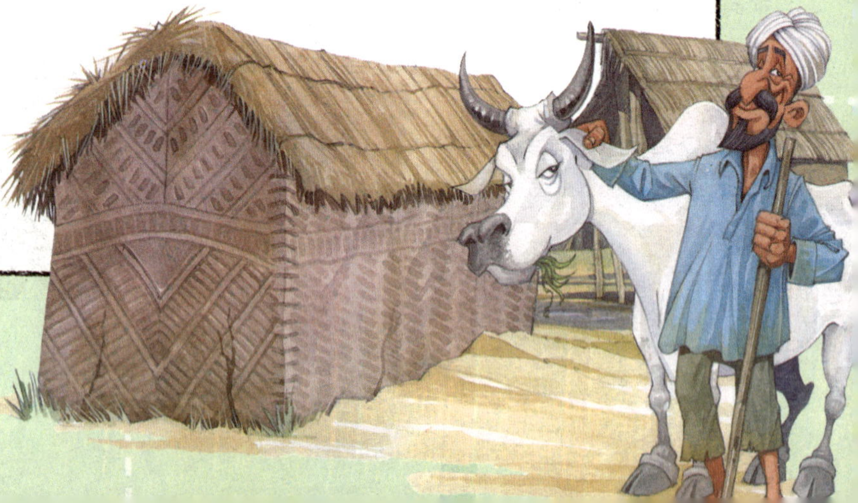